Atlas of
HIV/AIDS
Fundus
Diseases

艾滋病眼底病变图谱

主 编 叶俊杰

中国医学科学院 北京协和医学院 北京协和医院眼科

编 者

徐海燕 李太生 耿 爽 王叶楠 于伟泓

闵寒毅 周慧颖 马 楠 王伟伟 李孟达

人民卫生出版社

图书在版编目（CIP）数据

艾滋病眼底病变图谱 /叶俊杰主编 . —北京：人民卫生
出版社，2017

ISBN 978-7-117-24425-1

Ⅰ. ①艾… Ⅱ. ①叶… Ⅲ. ①获得性免疫缺陷综合征－眼
底疾病－图谱 Ⅳ. ①R512.91-64②R773.4-64

中国版本图书馆 CIP 数据核字（2017）第 112729 号

人卫智网	www.ipmph.com	医学教育、学术、考试、健康，
		购书智慧智能综合服务平台
人卫官网	www.pmph.com	人卫官方资讯发布平台

艾滋病眼底病变图谱

主　　编：叶俊杰
出版发行：人民卫生出版社（中继线 010-59780011）
地　　址：北京市朝阳区潘家园南里 19 号
邮　　编：100021
E - mail：pmph @ pmph.com
购书热线：010-59787592　010-59787584　010-65264830
印　　刷：北京盛通印刷股份有限公司
经　　销：新华书店
开　　本：787×1092　1/16　印张：11
字　　数：208 千字
版　　次：2017 年 7 月第 1 版　2017 年 12 月第 1 版第 2 次印刷
标准书号：ISBN 978-7-117-24425-1/R・24426
定　　价：158.00 元

主编简介

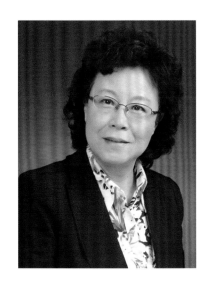

叶俊杰 北京协和医院眼科教授、主任医师、硕士研究生导师。在30余年眼科临床工作中诊疗了大量疑难重症。专长于眼底病及感染性眼病的诊断与治疗。

1996年完成了我国首例脉络膜视网膜活检术，获得急性视网膜坏死的病因学诊断，提高了治疗水平。自2001年在我国率先开展了HIV/AIDS眼部病变相关的基础与临床研究，结合我国国情探索适合我国的规范化诊断治疗模式。此项研究2015年被评为"我国眼免疫学领域近五年十大研究进展"。与北京协和医院感染科合作2005年首次在我国AIDS患者房水中检测到HIV病毒，2011年首次在我国AIDS患者泪液中检测到HIV病毒，两项发现分别被评为2005年与2011年"国内十大医学新闻"。

曾获中国女医师协会"五洲女子科技奖"（终身荣誉科学奖），5项科学技术进步奖（主要参加者）。获6项全国优秀论文奖，2项优秀科技著作奖。11项北京协和医院医疗成果奖等。主持、参加6项国家、部级科研项目。迄今发表中英文文章106篇，SCI收录19篇。参与17部著作的编写。

目前担任中华医学会眼科学分会眼免疫学组副组长、中国微循环学会眼微循环专业委员会常务委员、中国女医师协会专家委员会委员、中国老年保健协会抗衰老专业委员会委员，《中华眼科杂志》《中华实验眼科杂志》《中华眼底病杂志》《中华眼科医学杂志》和《眼科新进展》编委等职。

艾滋病眼底病变图谱

序 1

  《艾滋病眼底病变图谱》一书是叶俊杰教授带领的团队自2001年在我国率先开展HIV感染者AIDS患者眼部病变相关的基础与临床研究，积累的大量眼部资料和丰富的实际临床经验萃集而成的学术结晶。

  叶俊杰教授带领的团队15年来不畏风险，克服困难，坚持诊治HIV/AIDS患者，分析总结了我国HIV/AIDS患者眼部病变的临床特点、诊断与鉴别诊断要点，是我国关于HIV/AIDS眼部病变样本量最多、观察时间最长的一组系统性研究。他们探索性地为AIDS患者眼部并发症施行手术，挽救了患者视力，开创了我国AIDS患者眼部并发症治疗的先河，并结合国情探索适合我国的规范化诊断治疗模式；在相关基础研究方面，揭示了HIV/AIDS患者泪膜功能明显低于正常人；2015年被评为"我国眼免疫学领域近五年十大研究进展"。与我院感染科合作，2005年首次在我国艾滋病患者房水中检测到HIV病毒，2011年首次在我国艾滋病患者泪液中检测到HIV病毒，两项发现分别被评为2005与2011年国内十大医学新闻。这些研究的科学性及创新性在国内处于领先地位，尤为重要的是，经过10余年的探索与努力，通过国际、国内学术会议、继续教育及会诊等方式将研究成果及诊治经验推广，提高了全国眼科医生对HIV/AIDS眼部并发症的认识，指导和帮助国内多家医院制定诊疗及研究计划，具有重大的临床意义、社会公益性及国际影响力。

  纵览全书，图文并茂，以案例分析形式对我国HIV/AIDS患者眼部病变特点进行论述，并对临床上误诊的病例进行剖析，提出鉴别诊断要点，为眼科医师、感染科医师以及医学生等更深入全面地认识HIV/AIDS患者的眼部病变特征，提供了极具临床诊疗和研究工作价值的重要参考。

2017年3月

序 2

我很高兴应邀为叶俊杰教授等编写的《艾滋病眼底病变图谱》一书作序。

艾滋病从 1981 年在美国首次发现以来，很快肆虐全球，成为人类所面对的严重的公共卫生问题之一。从 1985 年艾滋病传入我国，这种疾病现在已并不少见，疫情已经覆盖全国。但是由于艾滋病主要在全身有明显的改变，许多人对其在眼部产生的病变并不熟悉，甚至看到艾滋病引起的眼底改变还误以为是其他的眼底疾病，而不能认识这是艾滋病的眼部改变而加以重视。从 2001 年以来，叶俊杰教授的团队不畏艰险，克服种种困难，在国内率先开展与艾滋病眼部病变相关的基础与临床研究，探索符合我国实际情况的艾滋病眼部病变规范化诊断和治疗模式，努力提高以眼部为首发症状患者的早期诊断水平。2005 年又与北京协和医院感染科合作，首次在我国艾滋病患者房水中检测到人类免疫缺陷病毒。2011 年首次在我国艾滋病患者泪液中检测到人类免疫缺陷病毒，这对了解艾滋病毒在眼部的分布规律，指导临床工作有实际意义。这些发现引起了广泛注意，被分别评为 2005 年与 2011 年国内十大医学新闻之一。叶俊杰教授是眼底病专科医师，又兼任中华医学会眼科学分会眼免疫学组副组长，长期从事玻璃体视网膜病变及感染性眼病的诊断与治疗工作，诊疗了大量疑难病症。她工作认真仔细，精益求精；她熟练掌握眼底病的各种现代检查设备，因此在临床工作中，在做好医疗工作的同时，收集了大量我国的艾滋病患者眼底病变的图像资料，这是难能可贵的。本书记录了这些工作的成果，并利用她眼底病专业的知识，认真探索与其他疾病眼底改变的鉴别诊断的规律。随着医疗事业的进步和发展，艾滋病患者的生存时间也在延长。一些艾滋病患者需要解决一些眼部的问题，甚至寻求施行白内障手术等也不再少见。因此，眼科医师在工作中遇到和处理艾滋病患者的眼部病变也不再少见。叶俊杰教授等编写的本书就提供了很好的学习资料。我相信，本书的出版有助于眼科医师更好地了解艾滋病患者眼底改变的特征，并能引起大家对这种疾病的广泛注意，更好地在临床上处理艾滋病患者的眼部问题。为此，我谨向全国的眼科医师推荐本书。

赵家良

2017 年 3 月

前言

目前我国对 HIV 感染者和 AIDS 患者的眼部病变缺乏大样本和长期的系统观察,在不少医院,甚至在一些三级甲等医院仍时有误诊和漏诊的情况发生,不但延误了患者的治疗,而且极易引起医源性传播。尤其值得关注的是一些医院对手术前必要的 HIV 抗体检测重视不够(以门诊手术为多),因而潜在发生医源性感染的风险。故本图谱以案例分析形式集北京协和医院眼科 15 年的患者资料,包括病历资料、眼底像、眼前节图片、OCT、B- 型超声波图片等,精选典型、清晰的照片编入本图谱以飨读者。

北京协和医院眼科自 2001 年在我国率先开展了 HIV/AIDS 眼部病变相关的基础与临床研究,是我国对 HIV/AIDS 患者眼部病变样本量最多、时间最长的一组系统性研究。该研究结合我国国情深入探索适合我国的规范化诊断治疗模式,2015 年被评为我国眼免疫学领域近五年十大研究进展。我们探索性地为 AIDS 患者眼部并发症施行手术,挽救了患者视力,开创了我国 AIDS 患者眼部并发症治疗的先河。与北京协和医院感染科合作,2005 年首次在我国 AIDS 患者房水中检测到 HIV 病毒,2011 年首次在我国 AIDS 患者泪液中检测到 HIV 病毒,两项发现提示即使经过全身系统抗 HIV 治疗,患者血浆中 HIV 病毒检测呈阴性时,房水和泪液中依然有 HIV 病毒,所以抗 HIV 病毒治疗不能中断,亦为临床上防止 HIV 病毒的播散,采取特殊的消毒与预防措施提供了依据。两项发现分别被评为 2005 年与 2011 年"国内十大医学新闻"。这些研究的科学性及创新性在国内处于领先地位。尤为重要的是,经过 10 余年的探索与努力,通过国际、国内学术会议、讲课及会诊等方式将研究成果推广。帮助、指导国内一些医院制定诊疗及研究计划,提高了全国眼科医生对 HIV/AIDS 眼部并发症的认识,具有重大的社会意义、公益性质及国际影响。

2005 年首次在我国 AIDS 患者房水中检测到 HIV 病毒

2011 年首次在我国 AIDS 患者泪液中检测到 HIV 病毒

两项发现分别被评为 2005 年与 2011 年国内十大医学新闻

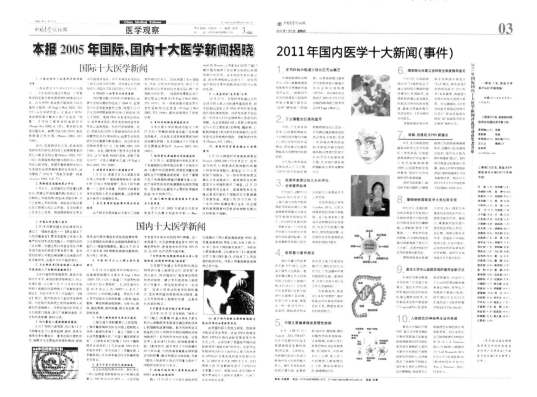

本图谱共有 8 章。第 1 章是有关 HIV/AIDS 的全身表现。第 2 章至第 5 章是关于 HIV/AIDS 的眼底病变、鉴别诊断、免疫重建炎症综合征、HIV/ 梅毒双重感染眼底表现的案例分析和典型的图片。第 6 章至第 8 章分别是 AIDS 患者房水及泪液中 HIV 病毒的检测与研究、全身和眼部的治疗及 HIV 的职业暴露与防护。

本图谱适合眼科 / 感染科医护人员，研究生、医学生等作为参考书。

本图谱的出版得到北京协和医院领导与眼科领导的大力支持，得到眼科同道们特别是辅助检查室同道的支持，在此一并致谢。

由于本人水平和经验有限，故书中难免出现缺点和错误之处，望同道们给予赐教。

叶俊杰

2017 年 3 月

目 录

Atlas of HIV/AIDS Fundus Diseases

第 **1** 章

HIV/AIDS 的全身表现

Atlas of HIV/AIDS Fundus Diseases

一、流行病学

人类免疫缺陷病毒(human immunodeficiency virus,HIV)感染,获得性免疫缺陷综合征(acquired immunodeficiency syndrome,AIDS),又称艾滋病。自 1981 年在美国发现以来,很快在全球肆虐,目前估计已造成 6800 万人感染,其中约二分之一的病人已死亡。HIV/AIDS 在 1985 年传入我国,截至 2014 年底,专家估计我国的 HIV 感染者约 73 万。我国的艾滋病已由吸毒、暗娼等高危人群开始向一般人群扩散,性行为感染已成为新发现艾滋病感染的最主要途径,疫情已覆盖全国所有省、自治区、直辖市,HIV/AIDS 的防治形势非常严峻。

HIV 感染者和 AIDS 患者是本病的唯一传染源。传播途径:HIV 主要存在于 HIV/AIDS 病人的血液、精液、阴道分泌物、乳汁和体液中。通过性接触(包括同性、异性和双性性接触)、血液及血制品(包括共用针具静脉吸毒、介入性医疗操作等)和母婴传播(包括产前、产中和产后)三种途径传播。握手、拥抱、礼节性亲吻、同吃同饮,以及共用厕所、浴室、办公室、公共交通工具、娱乐设施等日常生活接触,不会传播。易感人群:人群普遍易感。HIV 的感染与人类的行为密切相关,男性同性恋者,静脉药物依赖者,与 HIV 携带者有性接触者都属于高危险群体。

二、病因和发病机制

AIDS 的病因是 HIV 病毒,HIV 特异性的侵犯人体免疫系统的中枢指挥部分—CD4$^+$ T 淋巴细胞,造成 CD4$^+$ T 淋巴细胞数量和功能的进行性破坏,最后出现各种机会性感染和肿瘤,导致死亡。所以,AIDS 主要的免疫病理改变包括:①CD4$^+$ T 淋巴细胞数量的进行性减少;②CD4$^+$T淋巴细胞功能进行性受损;③免疫系统异常的免疫激活。

三、临床表现与分期

从初始感染 HIV 到 AIDS 期是一个较为漫长复杂的过程,在这一过程的不同阶段,与 HIV 相关的临床表现也是多种多样的。2005 年中华医学会制订的《艾滋病诊疗指南》中,将 AIDS 的全过程分为急性期、无症状期和艾滋病期(图 1-0-1)。

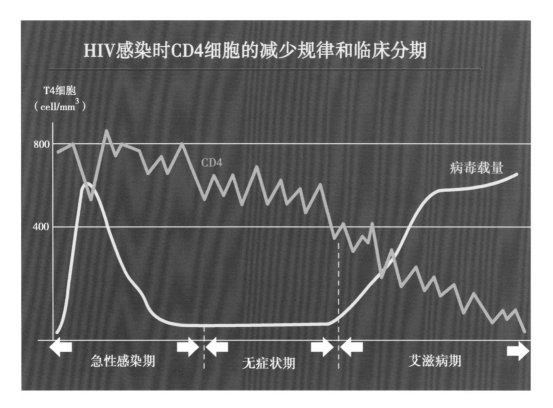

图 1-0-1　AIDS 的临床分为急性感染期、无症状期和艾滋病期。急性感染期时患者血液中 HIV 病毒载量呈现高峰,CD4$^+$ T 淋巴细胞计数开始下降。无症状期时 HIV 病毒载量呈下降趋势,CD4$^+$ T 淋巴细胞计数明显下降。最后进入 AIDS 期,HIV 病毒载量再次升高并持续,CD4$^+$ T 淋巴细胞计数下降至最低,甚至到 0

急性期通常发生在感染 HIV 后 2~4 周左右。60% 的感染者出现 HIV 病毒血症和免疫系统急性损伤所产生的临床症状。大多数病人临床症状轻微,持续 1~3 周后缓解。临床表现以发热最为常见,可伴有咽痛、盗汗、恶心、呕吐、腹泻、皮疹、关节痛、淋巴结肿大及神经系统症状。少部分急性期感染者会出现传染性单核细胞增多症的表现。此期在血液中可检出 HIV-RNA 和 P24 抗原，而 HIV 抗体则在感染后数周才出现。$CD4^+$ T 淋巴细胞计数一过性减少，同时 $CD4^+/CD8^+$ 比值亦可倒置。部分病人可有轻度白细胞和血小板减少或肝功能异常。

无症状期可从急性期进入此期，或无明显的急性期症状而直接进入此期。此期持续时间一般为 6~8 年。其时间长短与感染病毒的数量、型别、感染途径、机体免疫状况的个体差异、营养条件及生活习惯等因素有关。最新研究表明，我国的男性同性恋感染者 HIV 感染后病情进展快，无症状期仅 4 年多。在无症状期，由于 HIV 在感染者体内不断复制，免疫系统受损，$CD4^+$ T 淋巴细胞计数逐渐下降，同时具有传染性。

AIDS 期为感染 HIV 后的最终阶段。病人 $CD4^+$ T 淋巴细胞计数明显下降，多 <200/mm^3，血浆 HIV 病毒载量明显升高。此期主要临床表现为 HIV 相关症状、各种机会性感染及肿瘤。

AIDS 患者最常见的症状与表现包括发热、腹泻、消瘦、咳嗽、气短、皮疹、淋巴结肿大等。

各系统常见的机会性感染及肿瘤如下：呼吸系统：肺孢子菌肺炎，肺结核，复发性细菌，真菌性肺炎。中枢神经系统：隐球菌脑膜炎，结核性脑膜炎，弓形虫脑病，各种病毒性脑膜脑炎。消化系统：白念珠菌食管炎，巨细胞病毒性食管炎、肠炎；沙门菌、痢疾杆菌、空肠弯曲菌及隐孢子虫性肠炎。口腔：鹅口疮，舌毛状白斑，复发性口腔溃疡，牙龈炎。皮肤：带状疱疹，传染性软疣，尖锐湿疣，真菌性皮炎，甲癣。眼部：巨细胞病毒性视网膜炎及弓形虫性视网膜炎。肿瘤：恶性淋巴瘤，卡波西肉瘤。

需要注意的是 AIDS 期的临床表现呈多样化，并发症也不尽相同，所发疾病与当地感染性疾病的流行情况密切相关。

四、诊断

HIV 感染的确诊需病原学检查，ELISA 法血清抗体两次阳性和确认试验 WB 阳性才能确定诊断。确认感染 HIV 后，再根据感染者的具体情况和免疫功能改变进行分期。

目前最重要的也是最困难的是如何早期发现和诊断 HIV 感染者，这是 HIV/AIDS 防治的一个关键之所在。我们建议对出现以下表现的病人应进行 HIV 抗体检查：

① 高危人群：性乱者和性病患者，静脉吸毒者，应用进口血制品（1996 年以前）；

② 原因未明的长期发热；

③ 原因不明的消瘦；

④ 原因不明的腹泻；

⑤ 原因不明的淋巴结肿大；

⑥ 原因不明的视力下降或失明；

⑦ 原因不明的皮疹；

⑧ 无明显原因出现各种神经系统病变；

⑨ 无明显原因出现各种机会性感染。

（李太生）

参 考 文 献

1. 中华医学会感染病分会艾滋病学组：艾滋病诊疗指南 . 中华传染病杂志，2011，29（10）：629-640.

2. Levy JA. HIV and the Pathogenesis of AIDS，Second edition，Washington，DC，ASM Press，1988.

3. Barre-Sinoussi F，Chermann JC，Rey MT，et al. Isolaton of a T-lymphotropic retrovirus from a patient at risk for acquired immune deficiency syndrome（AIDS）. Science，1983，220：868-871.

4. Dragic T，Litwin V，Allaway GP，et al. HIV-1 entry into CD4$^+$ cells is mediated by the chemokine receptor CC-CKR-5. Nature，1996，381：667-673.

5. Chaisson RE，Keruly JC，Moore RD. Race，sex，drug use，and progression of human immunodeficiency virus disease. N Engl J Med，1995，333：751-756.

6. Ho DD，Neumann AU，Perelson AS，et al. Rapid turnover of plasma virions and CD4 lymphocytes in HIV-1 infection. Nature，1995，373：123-126.

7. Autran B，Carcelain G，Li TS，et al. Positive effects of combined antiretroviral therapy on CD4$^+$ T cell homeostasis and function in advanced HIV disease. Science，1997，277：112-116.

8. Daar E Little S，Pitt J，et al. Diagnosis of primary HIV-1 infection. Ann Intern Med 2001，134：25-29.

9. When To Start Consortium，Timing of initiation of antiretroviral therapy in AIDS-free HIV-1-infected patients：a collaborative analysis of 18 HIV cohort studies. Lancet. 2009，Apr 18；

373（9672）：1352-1363.

10. Kitahata MM，Gange SJ，Abraham AG，et al. Effect of early versus deferred antiretroviral therapy for HIV on survival. N Engl J Med. 2009，Apr 30；360（18）：1815-1826.

11. Strategies for Management of Antiretroviral Therapy（SMART）Study Group，Major clinical outcomes in antiretroviral therapy（ART）-naive participants and in those not receiving ART at baseline in the SMART study. J Infect Dis. 2008，Apr 15；197（8）：1133-1144.

12. Siegfried N，Uthman OA，Rutherford GW. Optimal time for initiation of antiretroviral therapy in asymptomatic，HIV-infected，treatment-naive adults. Cochrane Database Syst Rev. 2010，Mar 17（3）：CD008272.

13. Severe P，Juste MA，Ambroise A，et al.，Early versus standard antiretroviral therapy for HIV-infected adults in Haiti，N Engl J Med. 2010，Jul 15；363（3）：257-265.

14. Violari A，Cotton MF，Gibb DM，et al；CHER Study Team. Early antiretroviral therapy and mortality among HIV-infected infants. N Engl J Med. 2008，20；359（21）：2233-2244.

15. Taisheng L，Yi D，Jiqiu K，et al. Three generic nevirapine-based antiretroviral treatments in Chinese HIV/AIDS patients：multicentric observation cohort。PLoS ONE，2008，3（12），e3918.

16. Fuping G，Wei L，Yang H，et al. Impact of Hepatitis C Virus Coinfection on HAART in HIV-Infected individuals：multicentric observation cohort. J Acquir Immune Defic Syndr. 2010，54（2）：137-142.

17. 张福杰 . 国家免费艾滋病抗病毒药物治疗手册 . 第 3 版 . 人民卫生出版社 . 2012.

18. World Health Organization. Consolidated guidelines on the use of antiretroviral drugs for treating and preventing HIV infection：recommendations for a public health approach. June 2013.

19. Panel on antiretroviral therapy and medical management of HIV-Infected children. Guidelines for the use of antiretroviral agents in pediatric HIV infection. Available at http：// aidsinfo.nih.gov/contentfiles/lvguidelines/pediatricguidelines.pdf. Accessed 2015.09.04.

20. 中华医学会感染病分会艾滋病学组 . 艾滋病诊疗指南 . 中华临床感染病杂志，2015，8（5）：385-400.

第2章

HIV/AIDS 眼底病变

Atlas of HIV/AIDS Fundus Diseases

在人类免疫缺陷病毒(human immunodeficiency virus,HIV)感染和获得性免疫缺陷综合征(acquired immunodeficiency syndrome,AIDS)的发病过程中,眼部相关病变是最常见的并发症之一,45%~75%的患者眼部受累,有尸检报告显示,眼部并发症的发生率高达95%,其中1%~2%的患者以眼部病变为首发症状。HIV感染者和AIDS患者眼部病变主要包括视网膜微血管病变、机会性感染和免疫重建性眼病等。HIV感染者和AIDS患者处于免疫缺陷状态,易发生机会病原体感染。其中,眼部机会感染巨细胞病毒(cytomegalovirus,CMV)性视网膜炎是AIDS患者晚期常见的严重并发症,常发生于 CD4$^+$ T淋巴细胞计数低于50/mm^{3}的患者。如诊治不及时,将导致双眼发病、全层视网膜坏死、视网膜脱离或视神经萎缩,最终导致患者视力丧失,这对于已经全身多系统受累的AIDS患者而言,更是雪上加霜。在高效抗反转录酶病毒治疗(highly active antiretroviral therapy,HAART,亦称鸡尾酒疗法)之前,约45% AIDS患者并发CMV性视网膜炎。近年来,由于HAART的应用,CMV视网膜炎的患病率下降至55%~95%。但是由于HIV感染者和AIDS患者数量逐年增加,且生存率提高,生存时间延长,致眼部并发症患者的绝对数增多。因此重视HIV/AIDS眼部病变的诊治与医源性感染是至关重要的。

北京协和医院眼科于2001年至2016年底,诊断治疗HIV感染者和AIDS患者254人,其中HIV感染者89人,AIDS患者165人。男性186人,女性68人。年龄8.0~78.0岁,平均40.5岁。并发CMV视网膜炎49例,75只眼;HIV视网膜病变39例,59只眼;免疫重建炎症综合征10例,16只眼;HIV/梅毒双重感染并发眼部病变26例,31只眼。传播途径中性传播132例(51.97%),其中有男性同性恋及异性性行为者。血源传播99例(38.98%),其中有输血、卖血、污染针头扎伤、拔牙等感染。垂直传播1例(0.39%)。原因不明22例(8.67%)。15年的病例中传播途径由开始的血液传播,占80%以上,而性传播只占 18%，2006 年以后性传播逐渐上升，2016 年底我们病例的统计结果显示性传播已达 51.97%，血液传播下降至 38.98%（图 2-0-1）。

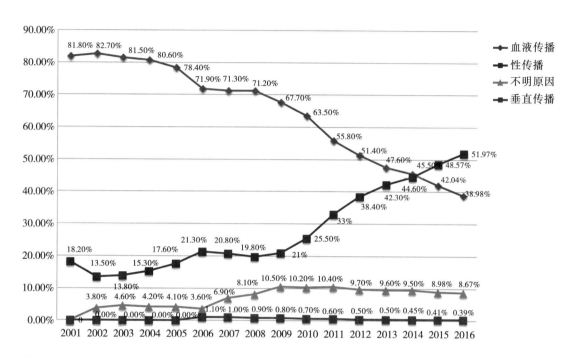

图 2-0-1　HIV 病毒传播途径变化趋势图　北京协和医院眼科 15 年的病例中传播途径由开始的血液传播，占 80% 以上，而性传播只占 18%，2006 年以后性传播逐渐上升，2016 年底病例的统计结果显示性传播已达 51.97%，血液传播下降至 38.98%

另外，鉴别诊断非常重要。在不少医院，甚至有些三甲医院仍时有误诊和漏诊的情况发生，不但延误了患者的治疗，而且极易引起医源性传播。在我们诊治的病例中有 6 例患者曾被误诊。2 例患者曾在外地医院误诊为"视网膜血管炎"，其中 1 例女性患者曾行眼底激光治疗；另 1 例患者曾在外地医院误诊为白塞氏病，而且给予大剂量免疫抑制剂，致使该患者来我科就诊时，全身多种器官出现机会性感染，检测 CD4$^+$ T 淋巴细胞计数已降至 0 个 /mm^3。2 例患者曾误诊为急性视网膜坏死，给予大剂量糖皮质激素治疗，病情进展。1 例患者在门诊就诊时诊断为黄斑前膜，计划手术治疗，术前检查发现 HIV 阳性，请感染科会诊确诊为免疫重建炎症综合征。因此对于原因不明的眼底棉絮斑、视网膜出血和微血管瘤、视网膜血管炎、血管旁大面积黄白色病损等，应进行血清 HIV 抗体检测。反之，HIV 阳性者应常规行眼底散瞳检查。

第一节 HIV 视网膜病变

HIV 视网膜病变是 HIV 感染后最常见的眼底病变。发生率占 40%~60%，而 89% 的尸检标本中可见出视网膜微血管病变。其发病率随 $CD4^+$ T 淋巴细胞数的降低而升高。

一、病因

HIV 为一种反转录病毒，其基因组中只含有 RNA。该病毒可感染多种类型的人类细胞，但其所引起的病理改变主要是由于感染 $CD4^+$ T 淋巴细胞所致。随着 $CD4^+$ T 淋巴细胞进行性减少，机体细胞免疫功能显著下降（通常 $CD4^+$ T 淋巴细胞 <200/mm^3）而进入 AIDS 期，同时可发生多种机会性感染，如原虫、细菌、病毒等或继发性恶性肿瘤。

二、临床表现

（一）症状

患者一般是无自觉症状。

（二）眼底表现

主要表现为棉絮斑，同时可有视网膜出血、视网膜微血管瘤。这种棉絮斑常出现在后极部，眼底表现和荧光素眼底血管造影（fluorescein fundus angiography，FFA）所见与糖尿病视网膜病变引起的棉絮斑类似，其发病机制可能与糖尿病性视网膜病变相同，即由于缺血引起视神经节细胞轴浆运输阻塞而造成胞质物质积聚。

（三）荧光素眼底血管造影

FFA 显示毛细血管非充盈区，出血遮挡背景荧光，微血管瘤呈现高荧光点。

（四）治疗

在全身高效抗反转录病毒治疗法（highly activeantiretroviral therapy，HAART）的治疗下，随着 $CD4^+$ T 淋巴细胞数的增加，这种棉絮斑会自行消退。

三、病例

(一) 病例 1

患者张某某,男性,41 岁,河南省人。患者于 2001 年 2 月发热,使用口服治疗感冒药物无效。在北京协和医院感染科确诊为 HIV 感染。视力:双眼:1.2,双眼前节正常。眼底散瞳检查:双眼底棉絮斑(图 2-1-1)。FFA 显示:双眼毛细血管无灌注区,微血管瘤呈现高荧光点(图 2-1-2)。诊断:双眼 HIV 视网膜病变。

关键词　HIV 感染者;棉絮斑;微血管瘤

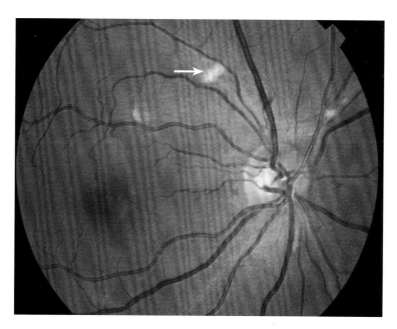

图 2-1-1　病例 1　右眼 HIV 视网膜病变彩色眼底图像　视盘上方数片棉絮斑(白色箭头),鼻侧微血管瘤

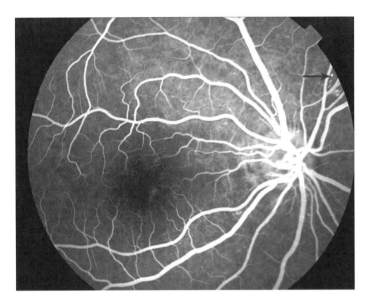

图 2-1-2　病例 1　右眼 HIV 视网膜病变 FFA 图像　显示毛
细血管无灌注区,微血管瘤呈现高荧光点(红色箭头)

(二) 病例 2

患者杨某某,女性,47 岁,河北省人。主诉:2002 年 4 月反复发热 2 个月。在北京协和
医院感染科确诊为 AIDS。视力:右眼:0.5,左眼:0.6。双眼前节正常。眼底散瞳检查:双视
盘周围可见棉絮斑及微血管瘤,左眼小片出血(图 2-1-3)。FFA 显示:双眼棉絮斑处呈现毛
细血管无灌注区,微血管瘤呈现高荧光点(图 2-1-4,图 2-1-5)。诊断:双眼 HIV 视网膜病变。

关键词　AIDS 患者;棉絮斑;HIV 视网膜病变

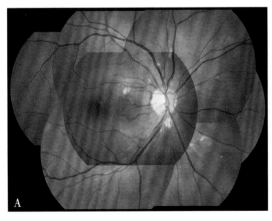
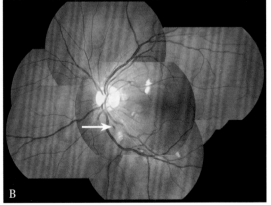

图 2-1-3　病例 2　双眼 HIV 视网膜病变彩色眼底图像　A 为右眼,B 为左眼,显示双眼视
盘周围数片棉絮斑及微血管瘤,左眼颞下支血管旁小片出血(白色箭头)

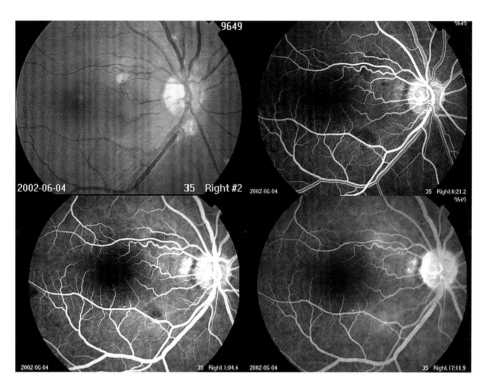

图 2-1-4　病例 2　右眼 HIV 视网膜病变 FFA 图像　显示视盘周围数小片毛
细血管无灌注区,微血管呈高荧光点,造影过程中出现荧光渗漏

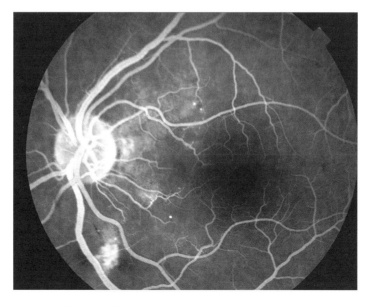

图 2-1-5　病例 2　左眼 HIV 视网膜病变 FFA 图像　显示视盘毛细血管无灌注区周围
毛细血管扩张,微血管呈高荧光点,荧光渗漏明显,出现斑片遮挡背景荧光

（三）病例 3

患者张某某,女,47 岁,山西省人。患者主诉:消瘦、乏力、食欲减退半年。1995 年曾于当地医院剖宫产中输血 1 次。感染科诊断为 AIDS C 期,$CD4^+$ T 淋巴细胞:70/mm^3。视力:右眼:0.3,左眼:0.5,双眼 J.1(20cm)。双眼前节正常。右眼底散瞳检查:视盘鼻上方可见出血(图 2-1-6)。诊断:右眼 HIV 视网膜病变,双眼屈光不正。

关键词　AIDS 患者;眼底出血;HIV 视网膜病变

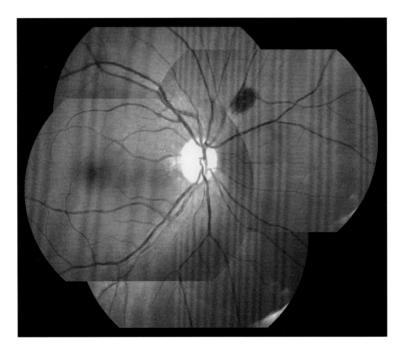

图 2-1-6　病例 3　右眼 HIV 视网膜病变彩色眼底图像　显示视盘鼻上方出血斑片

（四）病例 4

患者张某某,女,33 岁,河南省人。主诉:2001 年 5 月发烧,治疗效果不佳。当地医院检查,HIV 抗体血清学检测(+)。感染科诊断为 HIV 感染。视力:双眼 1.5。双眼底可见数片较大棉絮斑(图 2-1-7)。FFA 显示左眼棉絮斑处毛细血管无灌注区(图 2-1-8)。诊断:双眼 HIV 视网膜病变。

关键词　HIV 感染者;棉絮斑;HIV 视网膜病变;毛细血管无灌注区

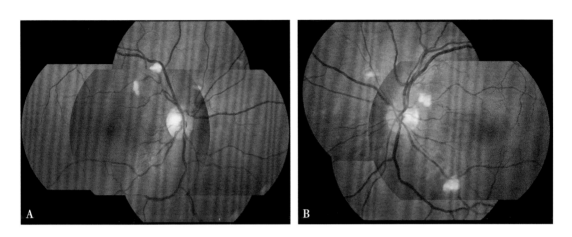

图 2-1-7　病例 4　双眼 HIV 视网膜病变彩色眼底图像　A 为右眼,B 为左眼,显示双眼底数片棉絮斑

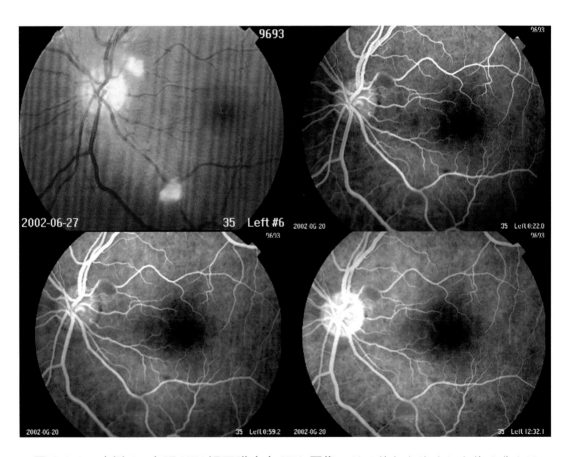

图 2-1-8　病例 4　左眼 HIV 视网膜病变 FFA 图像　显示棉絮斑处毛细血管无灌注区

第二节　巨细胞病毒性视网膜炎

CMV 性视网膜炎是 AIDS 患者晚期最常见的眼部机会性感染,是眼部最严重并发症。常发生于 CD4$^+$ T 淋巴细胞计数低于 50/mm^3 的患者。在 HAART 应用之前,约 45% 的 AIDS 患者合并 CMV 性视网膜炎。其中 30%~50% 累及双眼。应用 HAART 治疗以后,CMV 性视网膜炎的发生率明显下降,但其仍为 AIDS 患者首位致盲原因。

一、病因

HIV 感染者免疫功能逐渐丧失,发展为 AIDS,此时 CMV 是最常见的引起机会性感染的病原体。

二、临床表现

(一)症状

患者可出现眼前漂浮物、眼前闪光、视力下降、视野缺损,甚至视力丧失。

(二)眼底表现

主要为进行性、坏死性视网膜炎伴出血,同时合并有视网膜血管炎,眼底特点可形象地描述为"奶酪加番茄酱样视网膜炎"。病变部位可发生在后极部(视盘和黄斑附近),也可发生在周边部,亦可表现为多灶性。晚期视网膜萎缩呈灰色,视网膜血管硬化、狭窄,视网膜色素上皮(retinal pigment epithelium,RPE)萎缩,可透见脉络膜血管。可发生视网膜脱离,纤维胶质斑痕,脉络膜炎,最终导致失明。病变消退后再次出现进行性视网膜炎,在以前感染的视网膜边缘又出现颗粒状白色斑点。与活跃的眼底表现不相符的是玻璃体透明或轻度混浊。

(三)荧光素眼底血管造影所见

FFA 显示早期病变区遮挡背景荧光,晚期荧光染色;病变区内视网膜血管荧光渗漏,出血遮挡荧光。

(四)并发症

视网膜脱离发生率占 17%~34%。CMV 确诊后 1 年,50% 的患者出现视网膜脱离,双眼视网膜脱离发生率占 54%~81%。

(五)治疗

1. 感染科治疗　虽然目前仍无特效药治愈 AIDS,但新的更有效的药物正被不断开发应用。1996 年至今,广泛应用 HAART 疗法,取得很好的疗效,延长了 HIV 感染者和 AIDS 患者的生存时间,AIDS 患者的生存率明显提高,有效地控制了疾病的进展。HAART 包括蛋白酶抑制剂和至少两种核苷类似物。目前关于 AIDS 疫苗的研究正在进行当中。

2. 眼科治疗

(1) 更昔洛韦:静脉给药。静脉给药的剂量:5mg/kg,静脉滴注,每 12 小时 1 次,用药 3 周;以后给予维持量 5mg/kg,静脉滴注,每日 1 次,长期维持至 CD4$^+$ T 淋巴细胞计数大于 100/mm^3,且维持半年以上才可停药。

(2) 更昔洛韦:玻璃体腔注射。经全身抗 HIV 病毒治疗,CD4$^+$ T 淋巴细胞计数提高至 200/mm^3 时,眼底病变继续进展,视力亦进行性下降,应及时采取更昔洛韦玻璃体注药治疗,可挽救患者视力,获得良好的治疗效果。每次药物剂量为 400μg,如需要重复注射可每周 1 次。

(3) Valganciclovir(Valcvte):口服 900mg,每日 2 次,用药 2~3 周;维持量 900mg,每日 1 次。

(4) Foscarnet:静脉给药,60mg/kg,每日 3 次;维持量 90~120mg/kg,每日 1 次。

(5) Cidofovir:静脉给药。

三、病例

(一)病例 1

患者谢某某,男性,34 岁,河南省人。患者因双眼失明于 2001 年 7 月 14 日首诊北京协和医院眼科,视力:双眼无光感,双眼前节正常。眼底散瞳检查:双眼玻璃体透明,视盘及后极部浓厚的黄白色病损,其上有较多片状出血,视网膜血管白鞘,其旁有不规则的黄白颗粒,呈现为"奶酪加番茄酱样视网膜炎"特征(图 2-2-1,图 2-2-2)。FFA 所见早期病变区遮挡背景荧光,晚期荧光染色,病变区内视网膜血管荧光渗漏,出血遮挡荧光(图 2-2-3)。晚期视网膜萎缩,视网膜血管硬化、狭窄,视网膜色素上皮萎缩,可透见脉络膜血管,视神经萎缩(图 2-2-4)。诊断:双眼 CMV 视网膜炎。行 HIV 抗体血清学检测(+),请感染科会诊,诊断为 HIV 感染;AIDS 期。CD4$^+$ T 淋巴细胞计数 36/mm^3。既往史:2001 年 6 月发热、腹泻,药物治疗效果不佳。

关键词　AIDS 患者;CMV 性视网膜炎;玻璃体透明;眼底黄白色病损;"奶酪加番茄酱样视网膜炎";晚期表现为视网膜萎缩

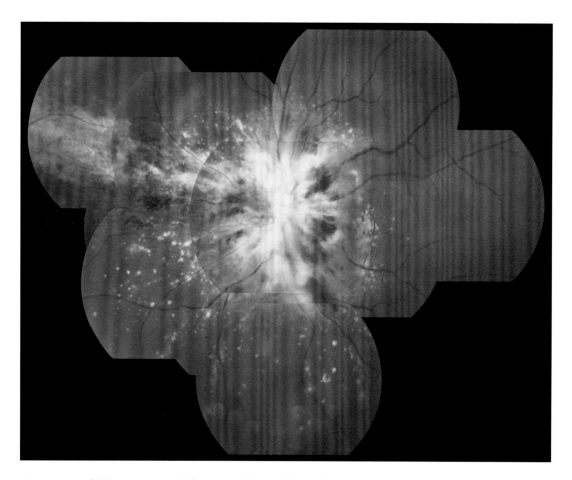

图 2-2-1　病例 1　AIDS 合并 CMV 性视网膜炎患者左眼彩色眼底图像　显示视盘及后极部有浓厚的黄白色病损,其上有较多片状出血,边缘有不规则的黄白颗粒,呈现为"奶酪加番茄酱样视网膜炎"特征

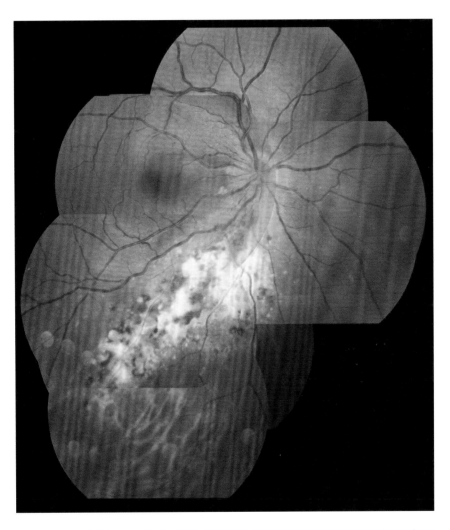

图 2-2-2　病例 1　AIDS 合并 CMV 性视网膜炎患者右眼彩色眼底图像　显示颞下方浓厚的黄白色病损,其上有较多出血,周围较多黄白颗粒

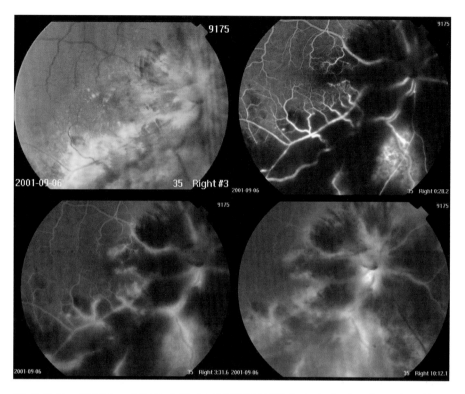

图 2-2-3　病例 1　AIDS 合并 CMV 性视网膜炎患者右眼彩色眼底图像和 FFA 图像　显示 FFA 早期病变区遮挡背景荧光,晚期荧光染色,病变区内视网膜血管荧光渗漏,出血遮挡荧光

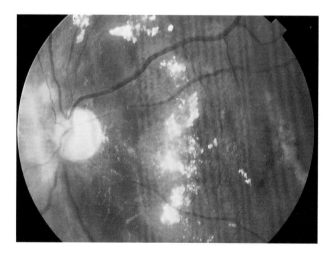

图 2-2-4　病例 1　AIDS 合并 CMV 性视网膜炎患者左眼彩色眼底图像　眼底呈晚期表现,视网膜萎缩呈灰色,视网膜血管硬化、狭窄,视网膜色素上皮萎缩,可透见脉络膜血管,视神经萎缩

（二）病例 2

患者陈某某,女性,42 岁,吉林省永吉县人。眼部为首发病变,主诉右视力下降 30 天,左眼看不见 3 个月于 2003 年 6 月 6 日就诊北京协和医院眼科。视力:右眼 0.1,左眼:LP。右眼角膜细小灰白 KP,前房闪辉(±)。左眼中等大小灰白 KP,前房闪辉(++~+++)。右眼玻璃体透明,左眼玻璃体轻度混浊。右眼后极部黄白色病损区,其上片状出血,鼻侧多支血管白鞘,沿其血管走行可见周边部大片黄白色病变区,其内较多出血(图 2-2-5)。左眼视盘苍白,视网膜萎缩呈灰色,视网膜血管硬化、狭窄,色素上皮萎缩,透见脉络膜

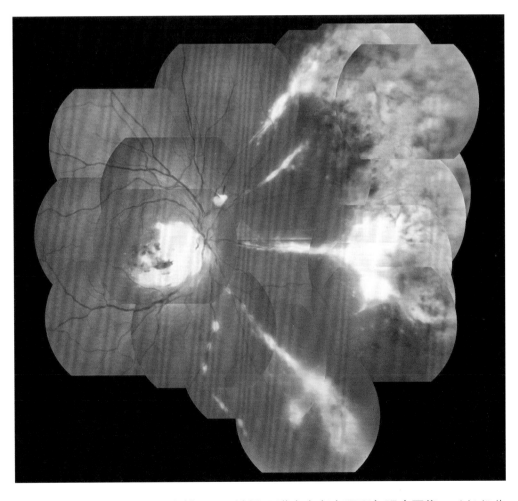

图 2-2-5　病例 2　AIDS 合并 CMV 性视网膜炎患者右眼彩色眼底图像　后极部黄白色病损区,其上片状出血,沿其血管走行,可见周边部大片黄白色病变区,其上伴有出血,亦为"奶酪加番茄酱样视网膜炎"改变

血管（图 2-2-6）。诊断："双眼 CMV 性视网膜炎，右眼活动期，左眼晚期"。既往史：患者曾在当地医院误诊为白塞病，视网膜血管炎，曾用泼尼松、环孢 A 等免疫抑制剂。发热、咳嗽 2~3 周。请感染科会诊，诊断：AIDS；CMV 病毒感染；口腔念珠菌感染；卡氏肺囊虫。CD4+ T 淋巴细胞计数 0/mm³，CMV 抗体（+）。追问病史，患者 1993 年曾卖血 10 余次。

关键词　AIDS 患者；CMV 性视网膜炎；黄白色病变区伴出血；视网膜血管炎；晚期表现为视神经萎缩

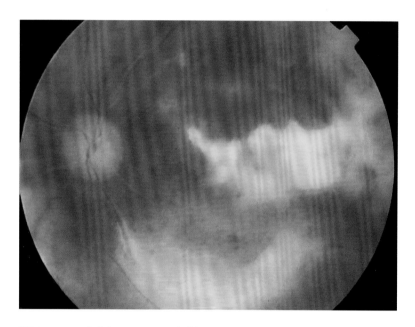

图 2-2-6　病例 2　AIDS 合并 CMV 性视网膜炎患者左眼彩色眼底图像　眼底呈晚期表现，视网膜萎缩，视网膜血管硬化、狭窄，视神经萎缩

（三）病例 3

患者王某，男性，51 岁，北京市人。患者因乏力、消瘦 1 年余，发热、腹泻 3 个月就诊北京协和医院感染科，诊断为 AIDS。CD4+ T 淋巴细胞计数 26/mm³。感染科治疗。同性恋 4~5 年。2003 年 5 月 8 日因左眼视力下降 1 个月余就诊北京协和医院眼科。视力：右眼：1.5，左眼：0.05。双角膜大小不等黄白 KP，左＞右，前房闪辉（+）。双眼晶状体周边混浊。右玻璃体透明，左玻璃体轻度混浊。右眼后极部黄白色颗粒，左眼后极部黄白色病变区，其内出血（图 2-2-7）。诊断：双眼 CMV 性视网膜炎，老年性白内障。2003 年 5 月 14 日

给予左眼更昔洛韦玻璃体注药。术后左眼视力提高至 0.3，双眼角膜 KP 减少，前房闪辉右（-），左（+）。双眼玻璃体透明，双眼眼底病变范围缩小。2003 年 5 月 28 日再次行左眼更昔洛韦玻璃体注药。术后左眼视力提高至 0.4。左眼角膜几个细小灰白 KP，前房闪辉右（-），左（±）。左眼玻璃体下方轻混浊，眼底黄白色病变区明显消退（图 2-2-8）。

关键词　AIDS 患者；CMV 性视网膜炎；黄白色病变区伴出血；治疗后病变消退

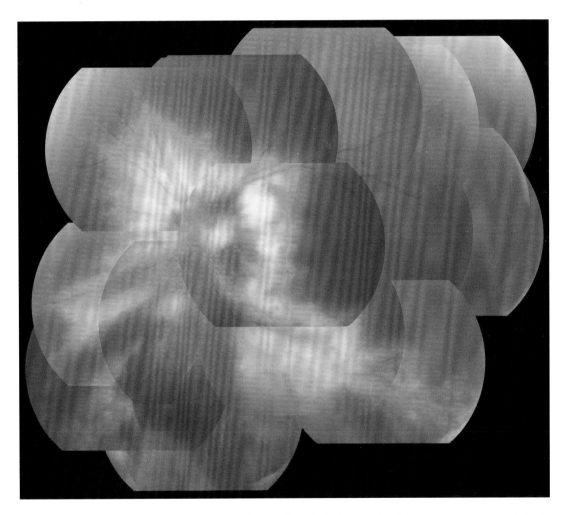

图 2-2-7　病例 3　AIDS 合并 CMV 性视网膜炎患者左眼彩色眼底图像　显示眼底大片黄白色病变区，视盘周围较多出血。动静脉血管狭窄，周边部黄白色颗粒

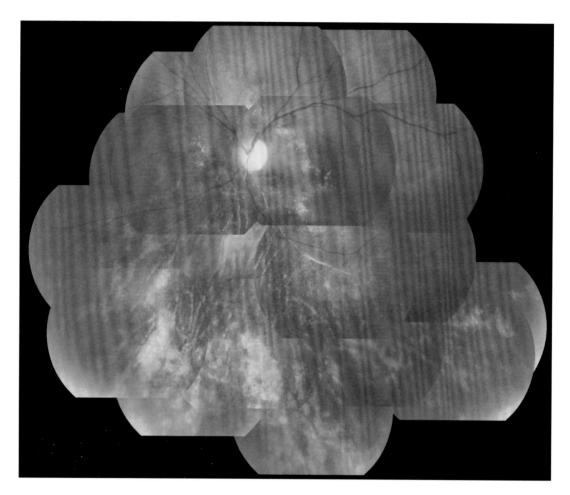

图 2-2-8 病例 3 更昔洛韦玻璃体注药术后左眼彩色眼底图像 显示眼底黄白色病变区明显消退,出血部分吸收

(四) 病例 4

患者罗某,女性,27 岁,河南省人。因间断腹泻,皮疹搔痒半年,2002 年 2 月就诊当地医院,检查 HIV 抗体血清学检测(+),诊断为 HIV 感染。2002 年 6 月 20 日因左眼视力下降 4 个月,在外地医院诊断为双视网膜血管炎,行激光治疗。2002 年 7 月初在北京协和医院感染科诊断为 AIDS,CD4$^+$ T 淋巴细胞计数 1/mm^3,给予 HAART 治疗。

2002 年 7 月 18 日就诊北京协和医院眼科,视力:右眼:1.2,左眼:0.1。近视力:右眼J.1,左眼 J.4。右眼玻璃体透明,左眼玻璃体轻度混浊。右眼眼底下方少许出血,左眼视盘蜡黄,视网膜散在黄白色病灶和颗粒,视网膜血管狭窄,周边部可见激光斑(图 2-2-9)。诊断为:左眼 CMV 视网膜炎,右眼 HIV 视网膜病变。既往史:患者 1999 年 1 月在当地

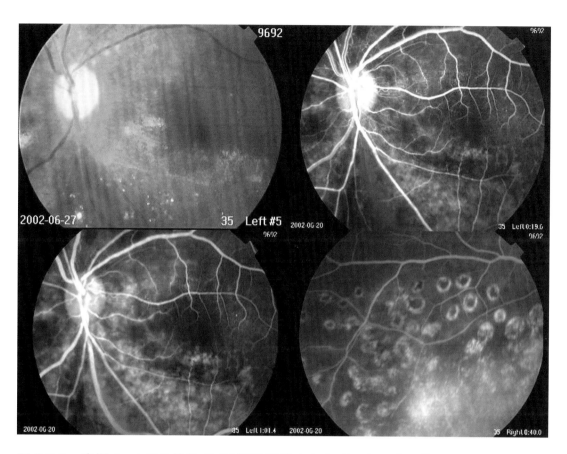

图 2-2-9　病例 4　AIDS 并发 CMV 视网膜炎患者左眼彩色眼底图像和 FFA 图像　显示
左眼视盘蜡黄，眼底较多黄白色病灶，视网膜血管狭窄，周边部可见激光斑。FFA
示视网膜散在斑驳状高荧光，鼻下方视网膜血管荧光渗漏

医院因甲状腺手术术中输血。

　　关键词　AIDS 患者；CMV 性视网膜炎；视网膜血管荧光渗漏；激光斑

（五）病例 5

　　患者吕某某，女性，31 岁，山西省人。因腹泻，当地诊断"溃疡性结肠炎"，治疗无效。
在北京协和医院感染科诊断为 AIDS。$CD4^+$ T 淋巴细胞计数 $14/mm^3$，HIV 感染时间不详。
因右眼视力下降 4 个月，于 2004 年 10 月 21 日就诊北京协和医院眼科，视力：右眼：0.04，
左眼：0.2。双眼前节正常。右眼眼底广泛黄白色病变区，视盘下方出血，视网膜血管狭窄，
部分呈白线（图 2-2-10）。诊断为：右 CMV 视网膜炎。1997 年生孩子时曾输血。

　　关键词　AIDS 患者；CMV 性视网膜炎；广泛黄白色病变区；视网膜血管白线

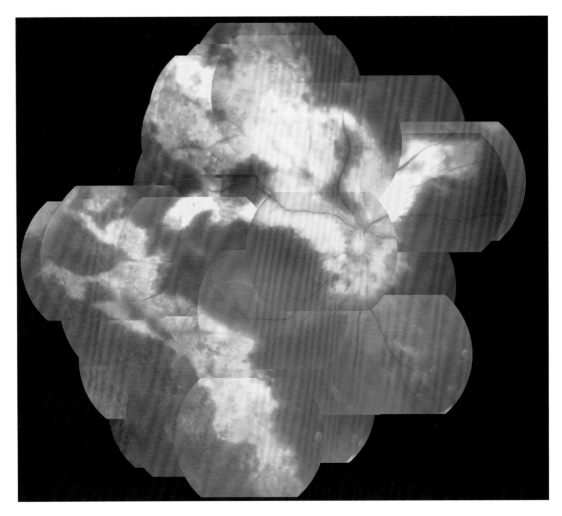

图2-2-10 病例5 AIDS合并CMV性视网膜炎患者右眼彩色眼底图像 眼底广泛黄白色病变区,视盘下方出血,视网膜血管狭窄,部分呈白线

(六) 病例6

患者王某某,男性,30岁,山东省人。2008年下半年得知其兄患AIDS,在当地防疫站检查HIV抗体血清学检测(+),诊断为AIDS。目前药物治疗。2010年2月自觉疲劳,2010年5月13日在其他医院诊为"右眼视网膜血管炎"。次日到北京协和医院眼科就诊,视力:右眼:0.07,J.7,左眼:0.8,J.1。双眼前节正常。双眼玻璃体透明。右眼底视盘周围大片黄白色病变区,其上较多出血,多支血管白鞘,周边部散在黄白色颗粒(图2-2-11)。诊断为右眼CMV视网膜炎。转感染科会诊。

关键词 AIDS患者;CMV性视网膜炎;大片黄白色病变区伴出血;视网膜血管白鞘

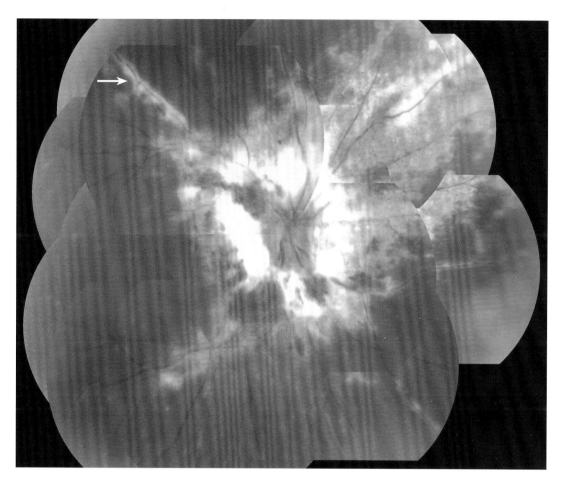

图 2-2-11　病例 6　AIDS 合并 CMV 性视网膜炎患者右眼彩色眼底图像　视盘周围大片黄白色病变区,其内较多出血,多支视网膜血管白鞘(白色箭头)

(七) 病例 7

患者沈某,男性,27 岁,北京市人。左眼视力急剧下降 2 周。2010 年元旦后体重下降,慢性腹泻及发热,在外院给予柴胡口服液。2010 年 5 月 7 日就诊于某医院,诊断为"急性视网膜坏死(acute retinal necrosis,ARN)"。2010 年 5 月 7 日就诊于北京协和医院眼科,眼底散瞳检查,左眼视盘下方大片黄白色病变区,其上一些出血,鼻下一支视网膜血管呈白线,后极部及鼻侧黄白色颗粒(图 2-2-12)。急查 HIV(+),诊断为"左眼 CMV 视网膜炎,右眼 HIV 视网膜病变",建议就诊北京协和医院感染内科。感染科查 CD4+ T 淋巴细胞 6/mm³,确诊为 AIDS。

患者 HAART 治疗后左眼曾出现眼底病变好转,黄白色病变区及出血大部分吸收

(图 2-2-13)。因出现耐药左眼病变恶化,多支视网膜血管周围出现渗出,甚至白鞘(图 2-2-14)。右眼病变逐渐进展(图 2-2-15~ 图 2-2-17)。

关键词　AIDS 患者;CMV 性视网膜炎;黄白色病变伴出血;视网膜血管白线;黄白色颗粒;黄色病变起始于周边部

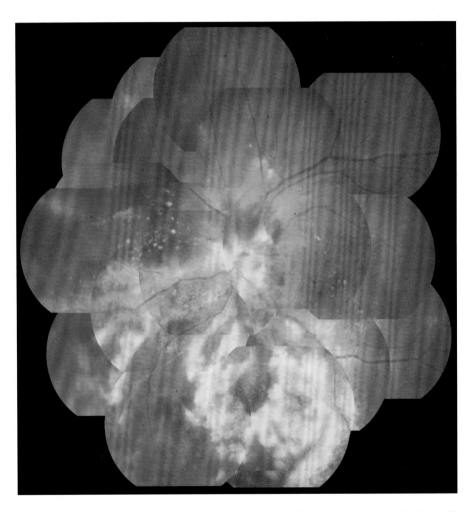

图 2-2-12　病例 7　AIDS 合并 CMV 性视网膜炎患者左眼彩色眼底图像　视盘下方大片黄白色病变区,其上一些出血,鼻下一支视网膜血管呈白线,后极部及鼻侧黄白色颗粒

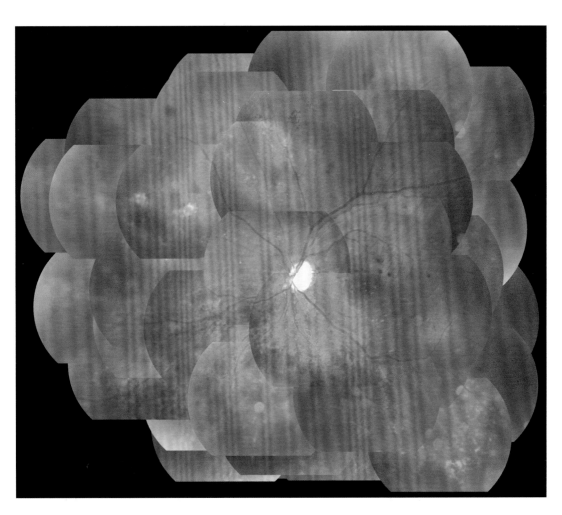

图 2-2-13　病例 7　AIDS 合并 CMV 性视网膜炎患者左眼彩色眼底图像　经全身 HAART 治疗,黄白色病变区及出血大部分吸收

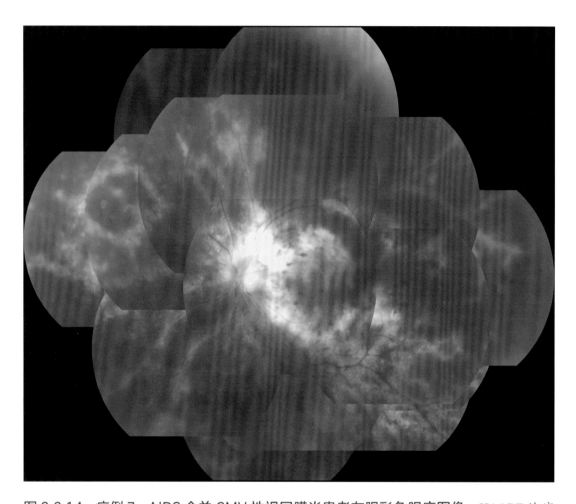

图 2-2-14　病例 7　AIDS 合并 CMV 性视网膜炎患者左眼彩色眼底图像　HAART 治疗
中患者出现耐药,眼底病变复发。多支视网膜血管周围出现渗出,甚至白鞘

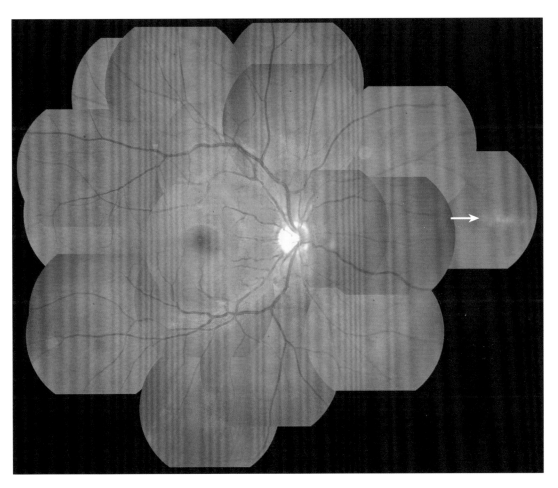

图 2-2-15　病例 7　右眼 HIV 视网膜病变彩色眼底图像　显示鼻侧周边部一簇棉絮斑（白色箭头）

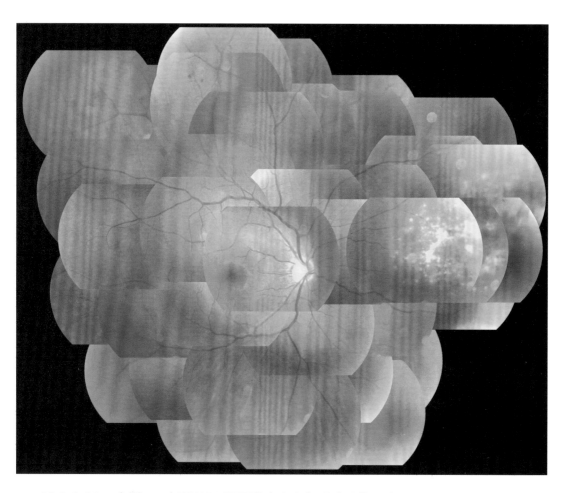

图 2-2-16　病例 7　右眼 HIV 视网膜病变彩色眼底图像　鼻侧周边部棉絮斑增多

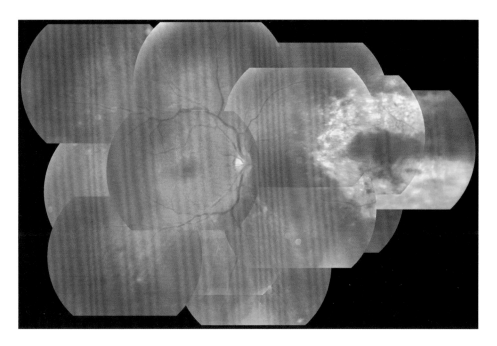

图 2-2-17　病例 7　右眼 CMV 性视网膜炎彩色眼底图像　HAART 治疗中患者出现耐药，眼底病变进展，鼻侧出现黄白色病变区，其上片状出血

(八) 病例 8

患者路某，女性，25 岁，河南省人。2000 年 7 月开始感冒、低烧，用药后无效。既往 1995 年 8 月因烧伤后手术输血史。2001 年 2 月就诊于北京协和医院感染科，诊断为"HIV 感染"，1 年半后检测 CD4$^+$ T 淋巴细胞降至 23/mm^3，诊断为"AIDS"，给予 HAART 治疗。2002 年 5 月 9 日请北京协和医院眼科会诊，视力：右眼 LP；左眼 0.1。双眼角膜后色素性 KP，右眼虹膜后粘连，房水闪辉(+)。双眼晶状体混浊，左眼 > 右眼。右眼玻璃体混浊，眼底无法窥入，左眼视盘色浅淡，其周围及下方视网膜大片黄白色病灶，其内视网膜血管硬化纤细，病变区周围视网膜萎缩，色素沉着(图 2-2-18)。FFA 显示：左眼早期黄白色病变遮挡背景荧光。视网膜散在高荧光斑片，造影过程中出现荧光渗漏，晚期视盘着染(图 2-2-19)。B 超检查：右眼视网膜广泛脱离。诊断"双眼 CMV 性视网膜炎；右眼视网膜广泛脱离；双眼并发性白内障"。经全身 HAART 治疗后，CD4$^+$ T 淋巴细胞升至 350/mm^3。2004 年 12 月 14 日因左眼并发白内障视力降至 0.01，局麻下行白内障摘除人工晶状体植入术，术后视力恢复至 0.3(图 2-2-20)。

关键词　AIDS 患者；CMV 性视网膜炎；黄白色病灶；视网膜萎缩；色素沉着；并发性白内障

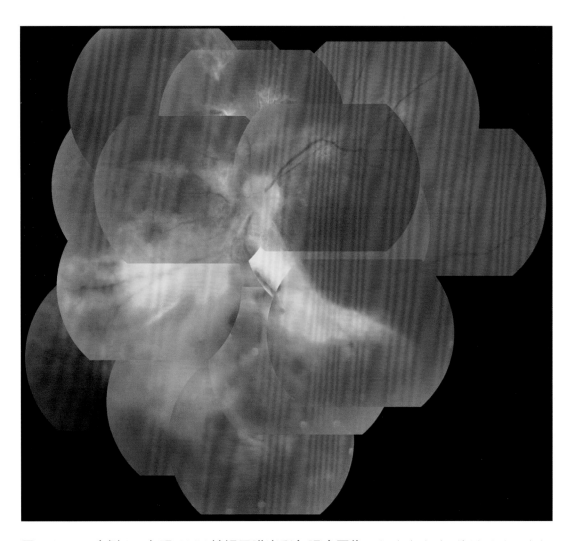

图 2-2-18　病例 8　左眼 CMV 性视网膜炎彩色眼底图像　视盘色浅淡,其周围及下方视
网膜大片黄白色病灶,其内视网膜血管硬化纤细,病变区周围视网膜萎缩,色
素沉着

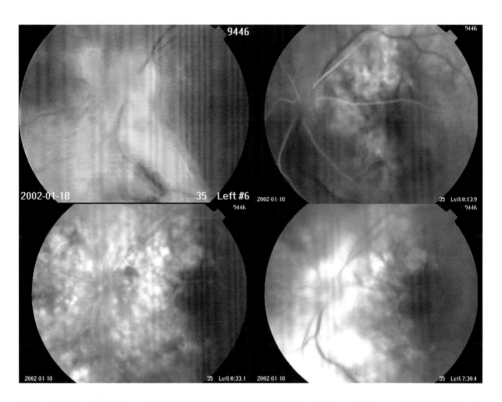

图 2-2-19　病例 8　左眼 CMV 性视网膜炎 FFA 图像　显示:左眼早期黄白色病变遮挡背景荧光。视网膜散在高荧光斑片,造影过程中出现荧光渗漏,晚期视盘着染

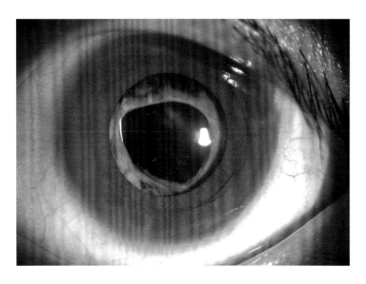

图 2-2-20　病例 8　左眼前节图像　显示左眼白内障摘除人工晶状体植入术后 5 年,人工晶状体在位,后囊膜透明

（九）病例 9

患者贺某某,女性,31 岁,河南省人。1993 年因贫血在当地医院输血 1 次。患者发烧,带状疱疹 1 月余。2002 年 1 月在北京协和医院感染科确诊 HIV 感染;AIDS;口咽食管真菌感染;急性阑尾炎;单纯疱疹。CD4$^+$ T 淋巴细胞 18/mm^3。感染科给予更昔洛韦治疗。2002 年 6 月 20 日就诊于北京协和医院眼科,视力:右眼 0.9,左眼 1.0。双眼前节及眼底均正常。诊断:双眼正常眼底。7 个月后复查,视力:双眼 0.6。双眼角膜后大量细小灰白色素性 KP(+),房水闪辉(+),浮游体(+)。双眼玻璃体中度颗粒状混浊,左眼眼底视盘色浅淡,鼻侧及颞下中周部视网膜大片黄白色病变区,其上较多出血,颞下支血管周围白鞘,鼻上象限中周部较多色素沉着(图 2-2-21)。诊断为双眼 CMV 性视网膜炎。

关键词　AIDS 患者;CMV 性视网膜炎;黄白色病变区;视网膜出血;视网膜血管白鞘,色素沉着

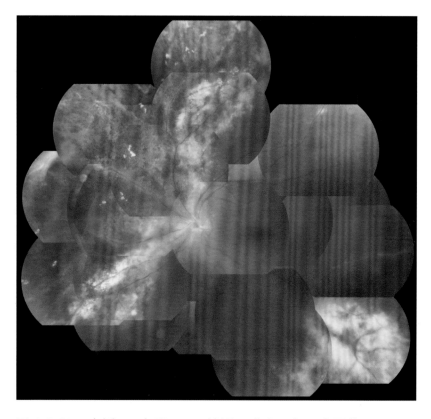

图 2-2-21　病例 9　左眼 CMV 性视网膜炎彩色眼底图像　视盘色浅淡,鼻侧及颞下中周部视网膜黄白色病变区,其上较多出血,颞下支血管周围白鞘,鼻上象限中周部较多色素沉着

（十）病例 10

患者代某某,女性,37 岁,黑龙江省人。2000 年丈夫因车祸输血感染 HIV。患者 2001 年发热,最高体温达 38~39℃,呼吸系统衰竭,就诊于郑州六院,查 HIV（+）,CD4⁺ T 淋巴细胞 6/mm³,诊断为 AIDS,给予 HAART 治疗。2009 年 11 月复查 CD4⁺ T 淋巴细胞升至 110/mm³。近 4 个月因双眼前飞蚊就诊北京协和医院感染科及眼科。诊断为“AIDS;肺孢子菌肺炎”。视力:右眼 1.0,左眼 0.8。双眼前节正常。双眼玻璃体混浊,左 > 右。双眼底正常。2010 年 7 月 8 日左眼突发视力下降,再次就诊于北京协和医院眼科。视力:右眼 0.2,左眼手动。左角膜后几个色素性 KP,房水闪辉弱阳性,余（-）,双眼晶状体透明,左眼漏斗状视网膜脱离,视网膜皱褶,其下增殖,鼻下方一巨大视网膜裂孔,边缘硬化卷曲（白色箭头）,颞下一梭形裂孔（图 2-2-22）。诊断为“左眼 CMV 性视网膜炎晚期;左眼继发性孔源性视网膜脱离;右眼 HIV 视网膜病变”。

关键词　AIDS 患者;CMV 性视网膜炎晚期;巨大视网膜裂孔;漏斗状视网膜脱离,视网膜皱褶

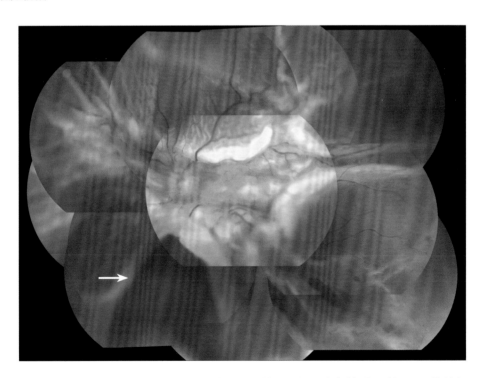

图 2-2-22　病例 10　左眼 CMV 性视网膜炎晚期,继发性孔源性视网膜脱离彩色眼底图像　漏斗状视网膜脱离,视网膜皱褶,其下增殖,鼻下方一巨大视网膜裂孔,边缘硬化卷曲（白色箭头）,颞下一梭形裂孔

（十一）病例 11

患者齐某某,男性,51 岁,黑龙江省人。患者于 2012 年 9 月在北京协和医院感染科确诊为 HIV 感染,AIDS,CD4+ T 淋巴细胞 6/mm³,给予 HAART 治疗。20 年前因结核性胸膜炎行手术时输血。左眼视物不清 7~8 个月,于 2013 年 3 月 30 日由北京协和医院感染科转至眼科会诊。眼部检查:视力:右眼 0.5,左眼眼前手动。双角膜后色素 KP(+)、房水闪光(−),余双前节大致正常。双眼玻璃体透明,双眼底大片陈旧性病变区(图 2-2-23,图 2-2-24)。诊断为"双眼 CMV 性视网膜炎晚期"。

关键词　AIDS 患者;CMV 性视网膜炎晚期;眼底大片萎缩区;显露脉络膜血管形态

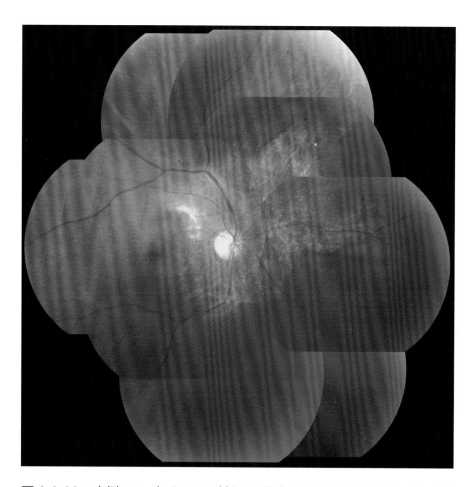

图 2-2-23　病例 11　右眼 CMV 性视网膜炎晚期彩色眼底图像　显示视盘鼻侧大片萎缩区,其内脱色素、色素增殖及黄白色颗粒,后极部视盘颞上方小片黄白色病变区

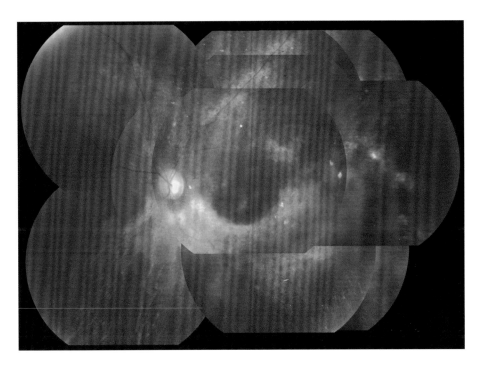

图 2-2-24 病例 11 左眼 CMV 性视网膜炎晚期彩色眼底图像 显示视盘方黄白色病变区,上方及下方中周部大片萎缩区,其内显露脉络膜血管形态

(十二) 病例 12

患者刘某,女性,37 岁,河南省人。患者于 2006 年 9 月 20 日在当地医院诊断为 AIDS,给予奈维拉平、拉米夫定等治疗。因双眼视力下降 1 年,于 2007 年 9 月 5 日就诊于北京协和医院眼科。眼部情况:视力:右眼眼前手动,左眼 0.1。右眼角膜后数个色素性及灰白色 KP(+),房水闪辉(+),左眼瞳孔 10 点位后粘连。右眼底呈黄白色,牵拉性视网膜脱离,视网膜血管迂曲,颞下视网膜表面机化膜(图 2-2-25)。左眼视盘鼻侧黄白色病损,其间有出血及色素沉着(图 2-2-26)。诊断为双眼 CMV 性视网膜炎;右眼继发性视网膜脱离;双眼虹膜睫状体炎。给予 0.1% 氟米龙眼液,双眼 4 次 / 日,复方托吡卡胺眼液,双眼 1 次 / 晚。

关键词 AIDS 患者;CMV 性视网膜炎;视网膜脱离;机化膜

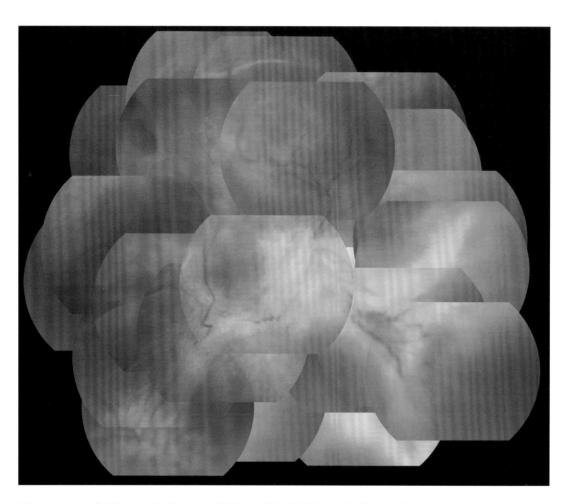

图2-2-25　病例12　右眼CMV性视网膜炎并发视网膜脱离彩色眼底图像　显示右眼底呈黄白色,牵拉性视网膜脱离,视网膜血管迂曲,颞下视网膜表面机化膜

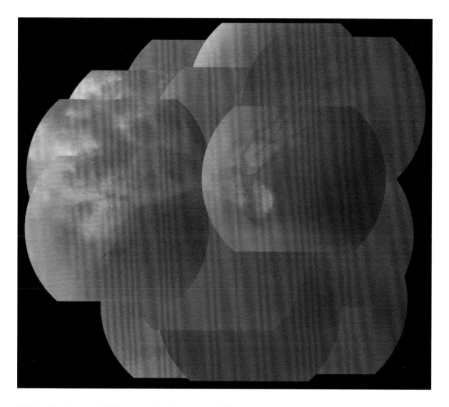

图 2-2-26　病例 12　左眼 CMV 性视网膜炎彩色眼底图像　显示左眼视盘鼻侧黄白色病损病变区,其间有片状出血及色素沉着

(叶俊杰)

参 考 文 献

1. 王岚,王璐,丁正伟等.中国 1995-2009 年艾滋病哨点监测主要人群艾滋病病毒感染流行趋势分析.中华流行病学杂志,2011,32:20-24.

2. 中华人民共和国卫生部,联合国艾滋病规划署,世界卫生组织.2011 年中国艾滋病疫情估计.中国疾病预防控制中心性病艾滋病预防控制中心,2011 年 11 月.

3. 汪宁.中国艾滋病流行的一些新动向.中华流行病学杂志,2010,31:1205-1209.

4. Skiest DJ,Chiller T,Chiller K,et al. Protease inhibitor therapy is associated with markedly prolonged time to relapse and improved survival in AIDS patients with cytomegalovirus

retinitis. Int J STD AIDS,2001,12:659-664.

5. 叶俊杰,李海燕,孙鼎,等.获得性免疫缺陷综合征并发巨细胞病毒性视网膜炎的临床分析.中华眼科杂志,2005,41:803-806.

6. 耿爽,叶俊杰,刘丽秋,等.人类免疫缺陷病毒感染及获得性免疫缺陷综合征患者眼部病变的诊断与治疗.中华眼科杂志,2009,45:1093-1098.

7. 赵家良.获得性免疫缺陷综合征眼底改变∥张承芬.眼底病学.北京:人民卫生出版社,1998:662-673.

8. 王焕玲,叶俊杰,李太生,等.AIDS并发巨细胞病毒性视网膜炎.中国艾滋病性病,2003,9(4):193-196.

9. Peng CH,Chen SJ,Ho CK. Detection of HIV RNA levels in intraocular and cerebrospinal fluids in patients with AIDS-related cryptococcosis. Ophthalmology,2005,219:101-106.

第3章

鉴别诊断

Atlas of HIV/AIDS Fundus Diseases

北京协和医院眼科叶俊杰教授带领的团队在 15 年的临床工作中,接诊了不少误诊的患者,甚至在一些二甲医院亦有误诊和漏诊的病例发生,不但延误了患者的治疗,而且极易引起医源性传播。例如有一位来自河南省的女性患者,27 岁,曾在外地医院诊断为双眼视网膜血管炎,曾口服大剂量糖皮质激素,并给予左眼底激光治疗。2002 年 7 月初就诊北京协和医院感染科诊断为 AIDS,当时 CD4$^+$ T 淋巴细胞计数只有 1/mm³,给予 HAART 治疗。2002 年 7 月 18 日就诊北京协和医院眼科,确诊为:左眼 CMV 性视网膜炎,右眼 HIV 视网膜病变。AIDS 患者本身免疫功能低下,因误诊而给予全身糖皮质激素用药,势必是雪上加霜,使患者自身的免疫功能进一步下降。另外,激光镜常规的处理只是清洁,而不消毒,这样必然潜在医源性传播的可能。又如,一位来自吉林省的女性患者,42 岁。既往在当地医院误诊为白塞氏病,曾用泼尼松、环孢素 A 等免疫抑制剂,病情进展、恶化。因右视力下降 30 天,左眼看不见 3 个月于 2003 年 6 月就诊北京协和医院眼科,诊断为双眼 CMV 性视网膜炎,右眼活动期,左眼晚期。请北京协和医院感染科会诊,诊断为:AIDS;CMV 病毒感染;口腔念珠菌感染;卡氏肺囊虫等,CD4$^+$ T 淋巴细胞计数 0/mm³,CMV 抗体(+)。总之,由于误诊没有给予患者正确的治疗,反而应用糖皮质激素和免疫抑制剂,致使患者全身多系统继发感染。另外,一位北京市男性青年患者,27 岁,因左眼视力急剧下降 2 周,2010 年 5 月初就诊于某医院,误诊为"急性视网膜坏死(acute retinal necrosis,ARN)"。给予口服大剂量泼尼松,病情恶化,右眼也出现视力下降。2010 年 5 月 7 日到北京协和医院感染科和眼科就医,确诊为 AIDS,检查 CD4$^+$ T 淋巴细胞降至 6/mm³。双眼 CMV 视网膜炎。另外还有误诊为葡萄膜炎、眼内淋巴瘤、黄斑前膜、糖尿病视网膜病变等等。故本文将临床上常见的误诊、漏诊病例进行一一鉴别诊断。

第一节　急性视网膜坏死

急性视网膜坏死（acute retinal necrosis，ARN）是疱疹族病毒感染所致的坏死性视网膜病变。约有 65% 的患者双眼受累，其病理基础为严重闭塞性动脉炎。流行病学研究结果显示，发病年龄为双高峰。青年组发病年龄平均年龄为 33 岁，高龄组发病年龄平均年龄为 45 岁，多数病例在 50 岁以上。

一、病因

青年组主要为单纯疱疹病毒 I 型（herpes simplex virus$_1$，HSV$_1$）感染。高龄组主要为水痘带状疱疹病毒（varicella zoster virus，VZV）感染。

二、临床表现

初期出现眼前节刺激症状，有畏光、眼红、眼痛、眼胀及眼前黑影飘动。随之视力急剧下降，数天内即可降至 0.1 以下，如发生小动脉闭塞性视神经病变，将立即导致视力完全丧失。

三、前节表现

角膜后可出现肉芽肿性前葡萄膜炎表征，主要为羊脂状沉着物（keratic precipitate，KP），房水闪辉阳性。

四、眼底表现

典型的三连征：玻璃体炎，多灶性周边部视网膜炎及闭塞性视网膜小动脉炎。①玻璃体炎：玻璃体混浊明显，短期内迅速加重，继而玻璃体机化膜或机化条索生成，发展成为增殖性玻璃体视网膜病变（proliferative vitreoretinopathy，PVR）；②周边部视网膜炎：周边部视网膜常有多发性、黄白色病灶，边界模糊，位于深层，可累及 360° 周边部视网膜，可伴有视网膜出血。如治疗不及时,病灶可进一步扩大,累及后极部;③血管炎:血管炎以视网膜小动脉炎为主,累及视网膜及脉络膜。视网膜动脉白鞘系血管闭塞所致。少数病例血管炎累及视神经,表现为视乳头水肿。当视神经受累时,病情恶化,短期内即光感消失。

五、晚期眼底表现

由于 ARN 主要病理改变为全层视网膜坏死。病灶部位视网膜全层坏死,视网膜变薄、萎缩。由于玻璃体机化膜或机化条索牵引及视网膜萎缩,可出现孔源性视网膜脱离或牵拉性视网膜脱离,发生率约为 86%。视网膜呈破布样,多发性网状破孔,大小不等。

六、并发症

未经抗病毒治疗,对侧眼受累发生率为 64.9%;给予抗病毒治疗后仍有 12.9% 的患者对侧眼受累,一般于发病后 1~6 周发生。

七、治疗

(一) 药物治疗

对于青年 ARN 患者,其病原主要为 HSV_1。阿昔洛韦(acyclovir,ACV/ 无环鸟苷)通常采用剂量为 $1500mg/m^2$ 体表面积,每天分为 3 次静脉点滴(q8h),持续 3 周;以后改为口服 800mg,每天 3 次,持续 6 周,结束治疗。阿昔洛韦的副作用是对肾功能损伤和对胎儿有致畸危险。

对于 50 岁以上高龄患者,其病原主要为 VZV,宜首选更昔洛韦(Gancyclovir,GCV/丙氧鸟苷)治疗。通常采用剂量为 5mg/kg,每天分为 2 次(q12h)静脉点滴,持续 3 周;以后改为 5mg/kg,静脉点滴,每日 1 次,持续 4~6 周。如果全身用药效果不佳,可同时联合玻璃体腔注射更昔洛韦,剂量为 200~400μg,每周注射 1 次。更昔洛韦的副作用有肾功能损伤及对骨髓有抑制作用。

对于 36~50 岁的 ARN 患者,可先采用阿昔洛韦治疗,如治疗 10 天后病情未见缓解,甚至恶化,则应改用更昔洛韦治疗。

（二）激光治疗

为预防视网膜脱离，可在周边部病变边缘的正常视网膜部位行激光光凝术。此处眼底荧光血管造影显示为毛细血管无灌注区。

（三）玻璃体手术

对于已出现孔源性视网膜脱离或牵拉性视网膜脱离的患者应施行玻璃体切除术联合气／液交换术、眼内激光光凝术及惰性气体或硅油填充术。玻璃体切除术时眼内灌注液中加入更昔洛韦 4μg/ml。

八、鉴别诊断

ARN 与 HIV/AIDS 眼部病变的鉴别详见表 3-1-1。

表 3-1-1　ARN 与 HIV/AIDS 眼部病变的鉴别诊断要点

	ARN	HIV/AIDS 眼部病变
病因	单纯疱疹病毒 I 型 水痘带状疱疹病毒	HIV 病毒 巨细胞病毒
临床症状	眼红、眼痛、眼胀及眼前黑影飘动。视力骤降至 0.1 以下，甚至丧失视力	早期发热、肌痛、皮疹等。较长的潜伏期之后出现全身发热、肺炎、腹泻等及视力下降，视野缺损，甚至视力丧失。晚期出现机会性感染和恶性肿瘤，导致死亡
前节表现	羊脂状沉着物，房水闪辉（+）	正常，AIDS 晚期可出现轻微的前节炎症反应
玻璃体混浊	炎性混浊明显	透明或轻微混浊
眼底表现	多灶性周边部黄白色视网膜坏死及闭塞性视网膜小动脉炎。晚期视网膜变薄、萎缩呈破布样，出现视网膜脱离	HIV 视网膜病变：后极部棉絮斑 并发 CMV 性视网膜炎：坏死性视网膜炎伴出血，视网膜血管炎
病灶部位	始于周边部	后极部为主
病变进展	急剧	较快
预后	较差	差

九、病例

(一) 病例 1

患者杨某某,男性,40 岁,安徽省人。主诉左眼视力急剧下降 4 天,曾在外院诊断为 ARN,给予糖皮质激素口服,病情不能控制,恶化来北京协和医院眼科就诊,视力:右眼 1.2,左眼 0.3,左眼球结膜中度混合性充血,角膜后可见细小灰白色 KP,房水闪辉(++), 余前节正常。左眼眼底散瞳检查:玻璃体混浊,周边部 360° 多发片状黄白色病变区,颞 上动脉节段状白线(图 3-1-1)。右眼前后节均正常。确诊为 ARN。给予更昔洛韦静脉 点滴。曾先后 2 次行左眼更昔洛韦玻璃体注药术。治疗后左眼视力恢复至 1.0,前节炎 症消失,玻璃体混浊明显减轻。眼底黄白色病变消退(图 3-1-2)。

关键词　玻璃体炎性混浊;黄色病灶起始于周边部

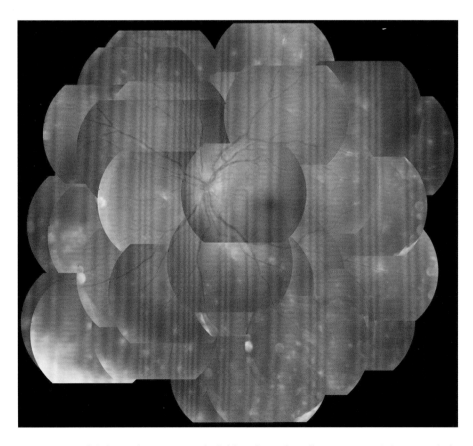

图 3-1-1　病例 1　左眼 ARN 治疗前彩色眼底图像　显示周边部 360° 多发 片状黄白色病变区,颞上动脉节段状白线

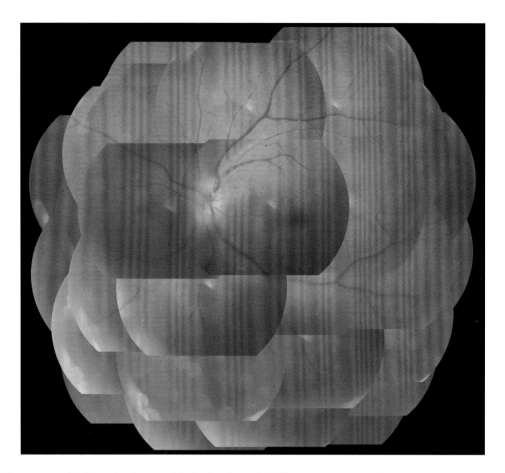

图 3-1-2 病例 1 左眼 ARN 治疗后彩色眼底图像 显示周边部黄白色病变大部分消退

（二）病例 2

患者蓝某某,女性,54 岁,天津市人。患者因右眼红伴视力下降 2 个月,曾在外院诊断为虹膜睫状体炎,给予泼尼松龙眼液,之后又诊断为 ARN,给予阿昔洛韦静脉点滴,病情恶化,就诊于北京协和医院眼科。视力:右眼 0.5,左眼 1.5,右眼结膜充血,角膜后大小不等的灰白色羊脂状 KP(图 3-1-3),房水闪辉(++),余前节正常。眼底散瞳检查:右眼玻璃体混浊、机化。视盘边界不清、水肿,中周部大量黄白色病变区,鼻下及颞下视网膜动脉远端闭塞呈白线,散在片状出血(图 3-1-4)。FFA 显示视盘高荧光,边缘模糊,颞下象限多支血管呈节段状荧光渗漏,中周部多片高荧光,出血遮挡背景荧光(图 3-1-5)。左眼前后节均正常。确诊为:右眼 ARN。

关键词　角膜羊脂状 KP;中周部黄白色病变区;视网膜动脉远端闭塞;视网膜血管节段状荧光渗漏

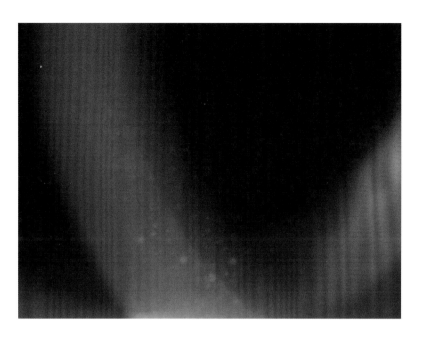

图 3-1-3　病例 2　右眼 ARN 彩色前节像　显示角膜后大小不等的灰白色羊脂状 KP,沉积于下方

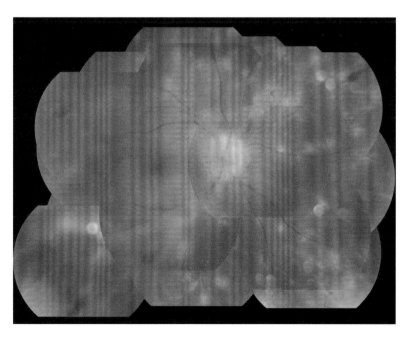

图 3-1-4　病例 2　右眼 ARN 彩色眼底图像　显示视乳头水肿,中周部大量黄白色病变区,鼻下及颞下视网膜动脉远端闭塞呈白线,视网膜片状出血

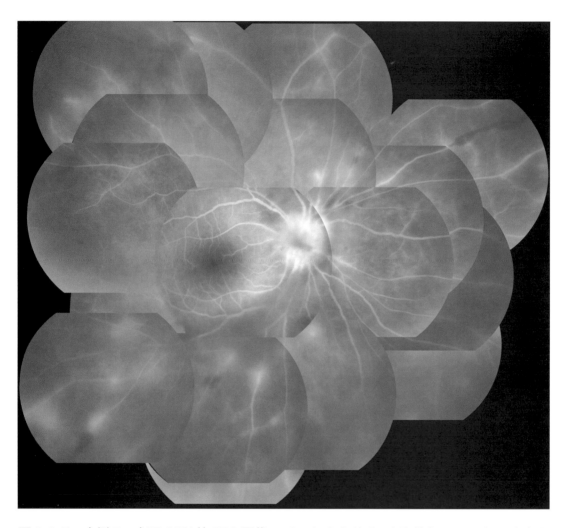

图 3-1-5　病例 2　右眼 ARN 的 FFA 图像　显示视盘高荧光,边缘模糊。颞下象限多支血管呈节段状荧光渗漏,中周部多片高荧光,出血遮挡背景荧光

(三) 病例 3

患者冷某某,男性,59 岁,北京市人。患者因右眼视力急剧下降 5 天,就诊于北京协和医院眼科门诊。视力:右眼 NLP,左眼 1.0。右眼球结膜混合性充血,角膜后大小不等黄白色 KP,房水闪辉(++),浮游体(++),余前节正常。右眼眼底散瞳检查:玻璃体轻度混浊。视盘边界欠清,中周部 360° 黄白色病变区,部分血管白鞘,沿血管走行较多片状出血(图 3-1-6)。左眼前后节均正常。确诊为:右眼 ARN。

关键词　中周边部 360° 黄白色病灶;视网膜动脉白鞘;视网膜动脉白线

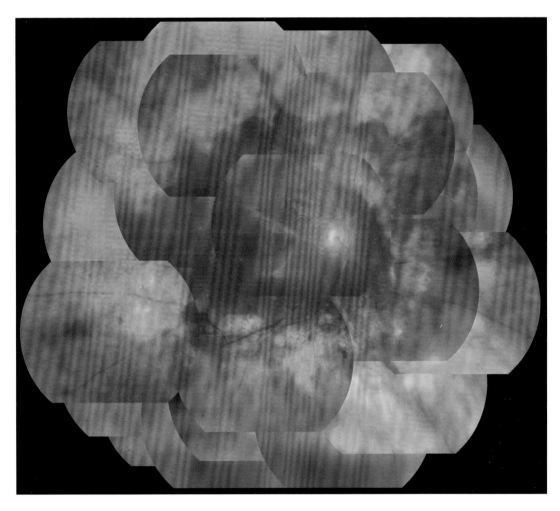

图 3-1-6 病例 3 右眼 ARN 彩色眼底图像 显示中周边部 360° 黄白色病灶,多支视网膜动脉白鞘,沿血管走行较多片状出血

(四) 病例 4

患者宫某某,男性,40 岁,安徽省人。患者因右眼红,视力下降 1 个半月,曾在外院诊断为"虹膜睫状体炎",氟美童点眼,病情进展。右眼视力继续进行性下降,半月前左眼前出现黑影飘动,就诊于北京协和医院眼科门诊。视力:右眼 0.02,左眼 0.2。右眼结膜下出血,角膜后 KP(+),余双前节正常。双眼眼底散瞳检查:右眼玻璃体高度混浊。隐约可见视盘,余窥不清(图 3-1-7)。左眼玻璃体轻度混浊,中周部片状黄白色病灶,确诊为:双眼 ARN。

关键词 玻璃体炎性混浊

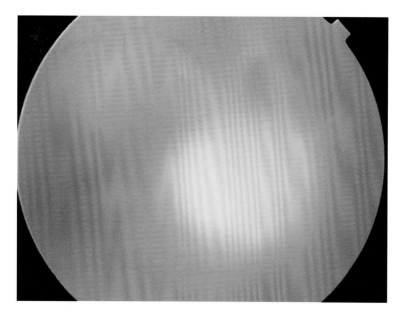

图 3-1-7 病例 4 右眼 ARN 彩色眼底图像 显示玻璃体高度
混浊,隐约可见视盘,余眼底不能窥清

(徐海燕)

参 考 文 献

1. 徐海燕,叶俊杰,耿爽.急性视网膜坏死的病原学研究.中华眼视光学与视觉科学杂
   志,2015,17(5):270-274.

2. 叶俊杰,李海燕,孙鼎,等.获得性免疫缺陷综合征并发巨细胞病毒性视网膜炎的临
   床分析.中华眼科杂志,2005,(9):83-86.

3. 叶俊杰,张美芬,李维业,等.脉络膜视网膜活检术对急性视网膜坏死病因诊断一
   例.中华眼科杂志,1999,(3):22-23.

4. 王焕玲,叶俊杰,李太生,等.AIDS 并发巨细胞病毒性视网膜炎.中国艾滋病性病,
   2003,(4):193-196.

5. 闫宏,麦桂英,易长贤,等.急性视网膜坏死的眼底血管造影.中华眼底病杂志,2005,
   21(2):100-102

6. Muthiah MN,Michaelides M,Child CS,et al. Acute retinal necrosis:a national population-

based study to assess the incidence, methods of diagnosis, treatment strategies and outcomes in the UK. Br J Ophthalmol, 2007, 91 (11): 1452-1455.

7. Lawrence S, Worse & Michael Mizoguchi. 急性视网膜坏死中的病毒性视网膜炎的诊断和处理. 国外医学眼科学分册, 1996, 20: 307-309.

8. Ganatra JB, Chandler D, Santos C, et al. Viral causes of the acute retinal necrosis syndrome. Am J Ophthalmol, 2000, 129 (2): 166-172.

9. de Boer JH, Luyendijk L, Rothova A, et al. Detection of intraocular antibody production toherpesviruses in acute retinal necrosis syndrome. Am J Ophthalmol, 1994, 117 (2): 201-210.

第二节 眼部梅毒

梅毒（syphilis）是梅毒螺旋体引起的一种性传播或者血液传播的疾病。它可以分为先天性的和获得性两种类型。

一、流行病学

梅毒在世界范围内曾得到很好控制。自 1970 年以来，美国梅毒的发病率有上升，近年来 AIDS 患者的梅毒发病率较高。该病在我国曾得到很好控制，但近年来亦有回升的趋势。

二、病因

梅毒是梅毒螺旋体引起的一种性传播或者血液传播的疾病，5%~10% 的二期梅毒发生葡萄膜炎。

三、临床表现

梅毒可根据传染途径的不同而分为后天梅毒和先天（胎传）梅毒。后天梅毒又分为三期，前两期病程在 2 年以内；晚期梅毒，也就是第三期，病期一般在 2 年以上。梅毒螺旋体可以引起各种全身各种不同器官和组织异常。

(一) 全身表现

一期梅毒：主要表现为外生殖器部位的硬下疳。不洁性交后 2~4 周，该部位出现无自觉症状的小红斑，逐渐隆起为硬结，表面可糜烂或出现溃疡，逐渐增大，质中，硬度似软骨。直径约 1cm 左右，圆形或椭圆形；边缘整齐，疮面平坦，分泌物中含大量螺旋体，传染性强。硬下疳出现后数天到 1 周，近处淋巴结（多为腹肌沟淋巴结）肿大，无疼痛、压痛及化脓。二期梅毒：硬下疳 6~8 周后出现梅毒疹。皮疹多样，包括斑疹、丘疹、鳞屑性皮疹等，常泛发，对称，有轻度浸润，无明显不适。掌跖可见脱屑性斑疹，黏膜白斑，外阴、肛门可发生扁平湿疣或湿丘疹，头发可呈虫蛀样脱落，浅表淋巴结肿大，全身轻度不适。另外还可发生骨、眼、神经等损害。此期传染性强。三期梅毒：表现为结节性皮疹或皮肤、黏膜、骨骼树胶肿。后者表现为皮下逐渐增长的结节，在皮肤、黏膜形成浸润性斑块，中心逐渐软化，发生溃疡。该期心血管系统易受侵犯，表现为单纯性主动脉、主动脉瓣关闭不全以及主动脉瘤；少数病例可以出现神经系统疾病，如梅毒性脑膜炎、脊髓痨与麻痹性痴呆等。

(二) 眼部表现

先天性梅毒可以引起前葡萄膜炎和后葡萄膜炎，主要表现为"椒盐"状眼底和视网膜色素的改变（图 3-2-1）。获得性梅毒眼部主要表现为前葡萄膜炎、中间型葡萄膜炎、后葡萄膜炎、结膜炎和泪腺炎等多种炎性疾病。

前葡萄膜炎是梅毒常见的眼部表现。多数表现为肉芽肿性前葡萄膜炎（图 3-2-2），少数患者可以出现虹膜玫瑰疹（虹膜表浅血管充血）或者虹膜血管化丘疹，间质性角膜炎，晶状体脱位，虹膜后粘连，虹膜萎缩。

后葡萄膜炎表现多种多样：①脉络膜视网膜炎：灰黄色病变，多见于后极部和赤道部附近，病变直径 1/2~1PD 大小。可有浆液性视网膜脱离，视乳头水肿和视网膜血管炎（图 3-2-3~ 图 3-2-6）；②脉络膜炎：发生在黄斑区，类似中心性脉络膜视网膜炎。患者有视物模糊，中心暗点，检查可以发现神经感觉层视网膜脱离，脱离区可以有深层的脉络膜病变，可以有小的视网膜出血和渗出病灶。极少数患者可以出现黄斑区假性积脓，即在浆液性视网膜脱离的下方出现黄白色积液平面；③视网膜炎：有的患者出现局灶性视网膜炎，不伴有脉络膜受累。表现为局灶性视网膜水肿，后极部多见，伴视乳头炎和视乳头周围水肿，玻璃体炎和视网膜血管炎。有的患者发现坏死性视网膜炎，呈白色斑块，斑块间相互融合，伴视网膜血管炎和血管闭塞；④视网膜血管炎：表现为视网膜动脉炎，

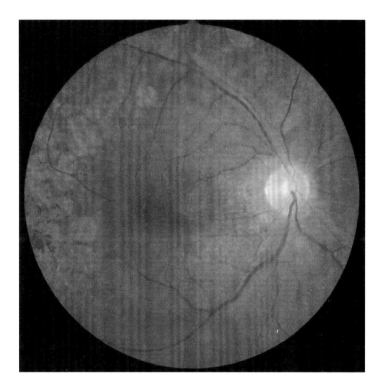

图 3-2-1　先天性梅毒患者的彩色眼底图像　显示"椒盐"状眼底和视网膜色素改变

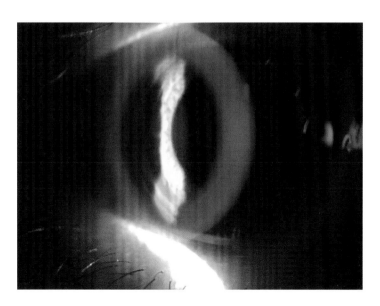

图 3-2-2　梅毒患者前节裂隙灯下图像　显示梅毒前葡萄膜炎,可见角膜后中等大小灰白色 KP

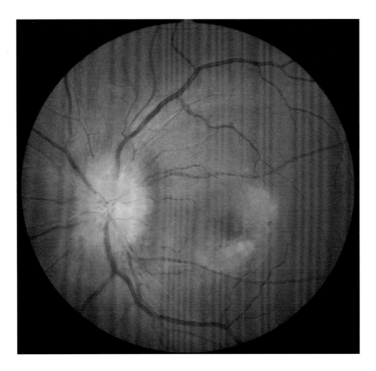

图 3-2-3　梅毒性脉络膜视网膜炎患者彩色眼底图像　显示视盘充血水肿,黄斑晦暗的灰黄色病灶,边界模糊,视网膜静脉扩张(由延安市人民医院眼科顾莉莉提供)

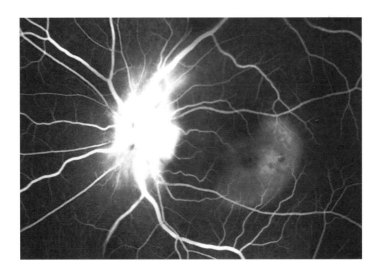

图 3-2-4　梅毒性视乳头脉络膜视网膜炎患者 FFA 图像　显示视盘高荧光,荧光渗漏至盘沿外。黄斑区高荧光,边缘模糊。视网膜静脉扩张,粗细不均(由延安市人民医院眼科顾莉莉提供)

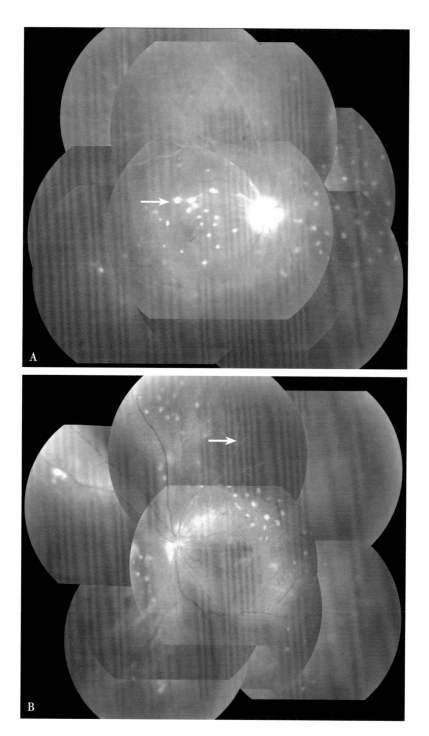

图 3-2-5　双眼梅毒性脉络膜视网膜病变患者彩色眼底图像　显示双眼眼底散在黄色斑点状病灶，视网膜动脉纤细，多支呈白线，黄斑水肿。A 图 显 示 右 眼黄色斑点状病灶(白色箭头)　B 图 显 示 左 眼 视 网 膜 动 脉 呈 白 线(白色箭头)

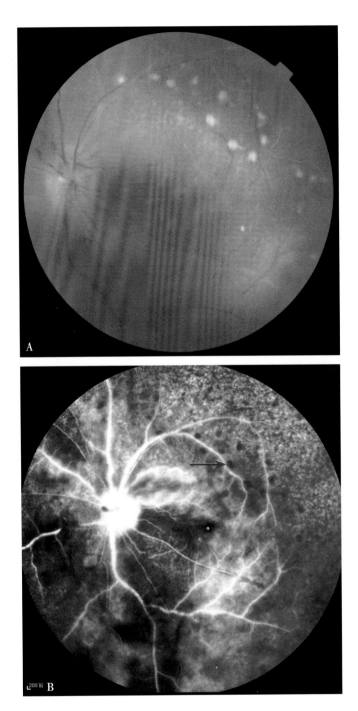

图 3-2-6　梅毒性脉络膜视网膜病变患者左眼彩色眼底像与 FFA 图像　A 图
左眼彩色眼底像．显示眼底散在黄色斑点状病灶。B 图 左眼 FFA
图像．显示黄色斑点状病灶遮挡背景荧光(红色箭头),视网膜动脉
纤细,荧光充盈不全,静脉管壁荧光渗漏,视盘和黄斑区荧光渗漏

静脉炎或者静脉周围炎。血管周围可见黄白色渗出,视网膜血管鞘或者出血;⑤后极部鳞状脉络膜视网膜炎:后极部黄斑区或者视乳头附近出现一个或者数个鳞状病变,位于视网膜色素上皮水平。梅毒性脉络膜视网膜病变患者 OCT 可表现为玻璃体炎性混浊,视网膜水肿,网膜下积液,梅毒斑(图 3-2-7)。

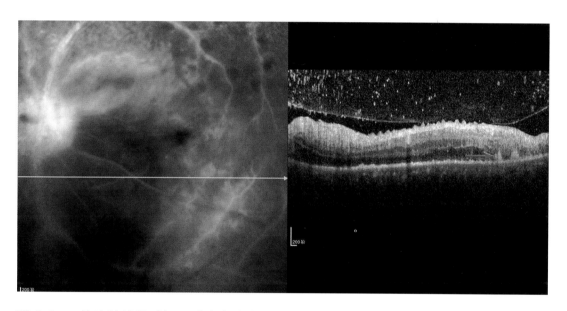

图 3-2-7　梅毒性脉络膜视网膜病变患者左眼 OCT 图像　显示左眼玻璃体炎性混浊,视网膜水肿,网膜下积液,梅毒斑(红色箭头)

四、诊断

主要依据患者不洁性交病史,临床表现,血清学检查建立诊断。体液中梅毒螺旋体可以在显微镜下直接观察,也可以进行 PCR 检查。血清学检查如(VDRL/RPR),FTA-ABS 或者 MHA-TP 也可以进一步确认梅毒螺旋体感染。

五、鉴别诊断

一般来讲,梅毒和 HIV 感染/AIDS 同属性传播疾病,可以同时发生。但是梅毒早期就有典型的表现,而且各个期都有各自的特点,病原体检测确诊较为容易,两者鉴别详见表 3-2-1。

表 3-2-1　梅毒眼病和 AIDS 并发巨细胞病毒性视网膜炎的鉴别

	梅毒	AIDS 并发巨细胞病毒性视网膜炎
病原体	梅毒螺旋体	HIV 病毒 / 巨细胞病毒
传播途径	性接触(皮肤黏膜损害、唾液、乳汁、精液、尿液)、胎盘、输血	血液、精液、阴道分泌物、母乳为主,很少通过唾液
流行病学	古老,遍及世界	发现近 30 年,局部流行
全身表现	分期明显,各期体征典型	不定,晚期有典型表现
前节	肉芽肿性前葡萄膜炎	非肉芽肿性前葡萄膜炎
玫瑰疹	有	无
玻璃体混浊	常见	不常见
视乳头水肿	常见	不定
病灶部位	中周部为主	后极部为主
病变进展	较慢	发病急
受累程度	相对较轻	重
预后	好	差

六、治疗

　　青霉素是治疗梅毒、梅毒性葡萄膜炎以及梅毒性脉络膜视网膜炎的主要药物。用药宜早,剂量宜足。对于梅毒性葡萄膜炎和视神经性梅毒,青霉素 1800 万 U~2400 万 U/日静脉滴注,连用 10~14 天,为了加强效果,可以联合苄星青霉素 G240 万 U 肌内注射,每周一次,连用 3 周。眼部炎症严重时,可以在使用抗生素之后,适当加用糖皮质激素治疗前后葡萄膜炎,以便减轻炎症,缓解病情。但是要注意使用时机和量,否则会加重病情,迁延进展。

七、预后

　　根据眼部受累的部位、严重程度、诊断及治疗时机,预后不同。及时诊断治疗,预后良好。但是病变晚期,可出现视神经萎缩,RPE 萎缩,严重影响视力。近年来,梅毒感染趋势有所增加,对于不明原因、久治不愈或者反复发作的葡萄膜炎,眼科医生要警惕梅毒感染的可能。

（闵寒毅）

参 考 文 献

1. Karaconji T, Maconochie Z, McCluskey P. Acute anterior uveitis in Sydney. Ocul Immunol Inflamm, 2013, 21 (2): 108-114.

2. Amaratunge BC, Camuglia JE, Hall AJ. Syphilitic uveitis: a review of clinical manifestations and treatment outcomes of syphilitic uveitis in human immunodeficiency virus-positive and negative patients. Clin Experiment Ophthalmol, 2010, 38 (1): 68-74.

3. Amaratunge BC, Camuglia JE, Hall AJ. Syphilitic uveitis: a review of clinical manifestations and treatment outcomes of syphilitic uveitis in human immunodeficiency virus-positive and negative patients. Clin Experiment Ophthalmol, 2010, 38 (1): 68-74.

4. Fonollosa A, Giralt J, Pelegrín L. et al. Ocular syphilis—back again: understanding recent increases in the incidence of ocular syphilitic disease. Ocul Immunol Inflamm, 2009, 17 (3): 207-212.

5. Anshu A, Cheng CL, Chee SP. Syphilitic uveitis: an Asian perspective. Br J Ophthalmol, 2008, 92 (5): 594-597.

6. Hong MC, Sheu SJ, Wu TT, et al. Ocular uveitis as the initial presentation of syphilis. J Chin Med Assoc, 2007, 70 (7): 274-280.

7. Ismail A. Shalaby, PhD; James P. et al. Syphilitic uveitis in human immunodeficiency virus—infected patients. Arch Ophthalmol, 1997, 115 (4): 469-473.

第三节　糖尿病视网膜病变

糖尿病视网膜病变（diabetic retinopathy, DR）是由糖尿病引起的全身最重要微血管并发症之一，与糖代谢异常有关，可以导致视力下降甚至失明。

一、流行病学

据近年的统计,中国糖尿病患病率约为 9.7%,其中男性 10.6%,女性 8.8%。北京市糖尿病患者中 DR 患病率为 25%,PDR 患病率为 3.3%。在美国,DR 是 25~74 岁人群视力下降的主要原因。

二、病因

从临床方面,DR 的发生和发展与糖尿病病程和类型、血糖控制水平、高血压、高血脂、吸烟、肾病、贫血以及妊娠等相关。

DR 在组织学上表现为视网膜毛细血管壁周细胞凋亡、毛细血管壁无细胞、基底膜增厚,导致视网膜微血管瘤形成、毛细血管闭塞和通透性增加。当毛细血管闭塞即视网膜缺血严重时,内皮细胞增生,形成新生血管。

目前对 DR 发病机制的认识尚不完全清楚。血糖升高是引起 DR 的主要原因,高血糖可使视网膜细胞内山梨醇积聚,细胞外晚期糖基化终末产物积聚,从而引起视网膜血管通透性增加和血管闭塞缺血,在血管内皮生长因子(vascular endothelial growth factor,VEGF)和胰岛素样生长因子(insulin-like growth factor 1,IGF-1)等细胞因子的介导下,形成视网膜新生血管。

三、临床表现

1. 患者早期可无明显症状,当病变累及黄斑时可表现为逐渐视力下降、视物变形、变色等,当玻璃体积血时可表现为眼前黑影飘动、突然视力骤降,牵拉性视网膜脱离时可表现为视野缺损,患新生血管性青光眼时可伴眼痛、头痛等症状。

2. 眼底检查可见视网膜微血管瘤、点片状出血、硬性渗出、软性渗出、静脉迂曲、静脉串珠形成、视网膜内微血管异常(intraretinal microvascular abnormality,IRMA)、黄斑增厚水肿以及视网膜新生血管形成、玻璃体或视网膜前出血、牵拉性视网膜脱离等。当发生新生血管性青光眼时,可见虹膜新生血管伴眼压升高。

3. 荧光素眼底血管造影(fluorescein fundus angiography,FFA)是 DR 的重要辅助检查之一。微血管瘤表现为圆形强荧光点,可伴有荧光素渗漏。视网膜出血表现为荧光遮挡。新生血管在造影晚期显示呈明显渗漏的强荧光,可以与 IRMA 相鉴别。FFA 还可充分显示视网膜无灌注区。对于黄斑病变的诊断有较大的价值,黄斑缺血表现为拱环结构破坏,黄斑水肿则表现为造影晚期黄斑部弥漫或局限的强荧光渗漏。

4. 相干光断层扫描(optical coherence tomography,OCT)对于诊断黄斑部病变尤其是糖尿病黄斑水肿有十分重要的价值,也是随诊和评价治疗效果的重要检查手段,同时也可以发现黄斑前膜、玻璃体黄斑牵拉等其它病变。

四、诊断及分期

(一)临床诊断

根据患者有糖尿病病史,以及特征性的眼底改变,如微血管瘤、出血、渗出、新生血管等特征,DR 的临床诊断不难。

(二)DR 分期

临床上除了需要标明 DR 的诊断外,还应对视网膜病变的严重程度进行分期,并标明是否存在黄斑水肿等情况,以进一步提示治疗方案。

1. 国际分期　目前常用的国际 DR 分期将其分为轻度非增殖期(nonproliferative diabetic retinopathy,NPDR)、中度 NPDR,重度 NPDR 和增殖期(proliferative diabetic retinopathy,PDR)(表 3-3-1)。PDR 最重要的标志是新生血管形成,视乳头上及其附近 1DD 范围的新生血管称为视盘新生血管(neovascularization of the optic disc,NVD),其他任何部位的新生血管称为视网膜新生血管(neovascularization elsewhere,NVE)。

表 3-3-1　DR 国际分期

分期	眼底所见
轻度 NPDR	仅有微血管瘤
中度 NPDR	位于轻度和重度 NPDR 之间
重度 NPDR	符合至少如下之一: 4 个象限视网膜内出血,每个象限≥20 个出血点 2 个象限静脉串珠 1 个象限视网膜内微血管异常(IRMA)
增殖期 PDR	符合如下之一: 视网膜新生血管 玻璃体 / 视网膜前出血

2. 国内分期 我国于 20 世纪 80 年代由北京协和医院眼科提出糖尿病视网膜病变的分期,经过中华医学会第三届全国眼底病学术会议讨论、补充,最后于 1985 年确定的国内分期标准,共分为 6 期(表 3-3-2)。

表 3-3-2 DR 国内分期

分型	分期	眼底所见
单纯型(BDR)	Ⅰ期	视网膜微血管瘤或合并小出血点
	Ⅱ期	黄白色硬性渗出或合并出血斑
	Ⅲ期	白色棉絮斑或合并出血斑
增殖型(PDR)	Ⅳ期	新生血管或合并玻璃体积血
	Ⅴ期	新生血管和纤维增生
	Ⅵ期	新生血管和纤维增生伴牵拉性视网膜脱离

为了使我国 DR 分期与国际分期相衔接,又可以延续我国 1985 年制定的国内分期,中华医学会眼科学会眼底病学组分期方法于 2014 年制定了我国糖尿病视网膜病变临床诊疗指南(表 3-3-3)(图 3-3-1~ 图 3-3-8)。

表 3-3-3 我国糖尿病性视网膜病变临床诊疗指南(2014 年)

分型	分期	眼底所见
非增殖型 NPDR	Ⅰ期(轻度非增生期)	仅有毛细血管瘤样膨出
	Ⅱ期(中度非增生期)	出血斑 硬渗 / 棉絮斑
	Ⅲ期(重度非增生期)	符合至少如下之一: 每象限≥20 个出血点 2 象限静脉串珠样改变 1 象限 IRMA
增殖型 PDR	Ⅳ期(增生早期)	NVE/NVD
	Ⅴ期(纤维增生期)	纤维膜 视网膜前出血 / 玻璃体积血
	Ⅵ期(增生晚期)	牵拉性视网膜脱离 纤维膜 虹膜 / 房角新生血管

糖尿病性黄斑水肿(diabetic macular edema,DME)是患者视力下降的主要原因(图 3-3-9)。

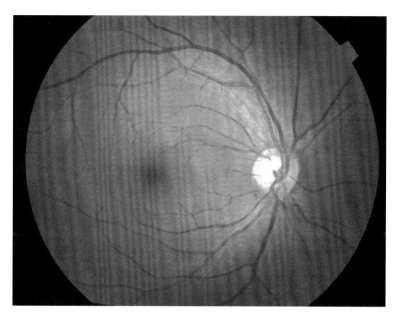

图 3-3-1 右眼彩色眼底图像 NPDR Ⅰ期,仅见视网膜微血管瘤

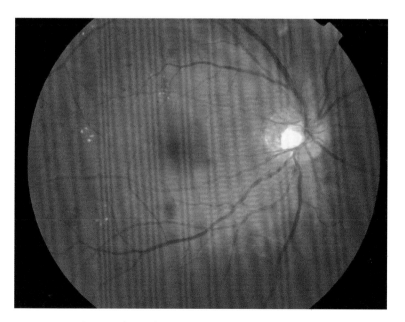

图 3-3-2 右眼彩色眼底图像 NPDR Ⅱ期,显示视网膜微血管瘤、出血斑及软、硬性渗出

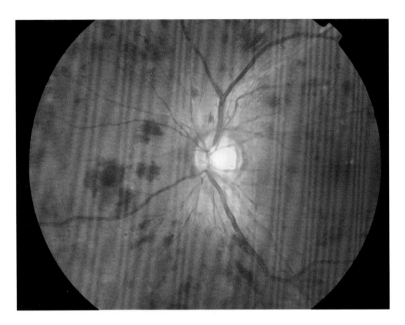

图 3-3-3 左眼彩色眼底图像 NPDR Ⅲ期，显示眼底大量出血斑片、微血管瘤、软性渗出及静脉串珠样改变

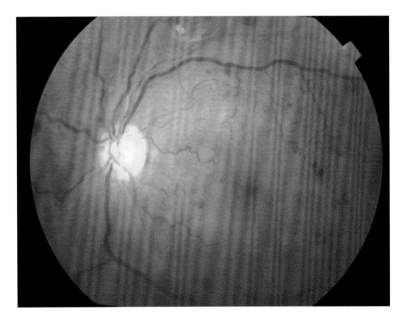

图 3-3-4 左眼彩色眼底图像 PDR Ⅳ期，颞上方血管弓下方视网膜表面新生血管（NVE），眼底散在一些视网膜微血管瘤、出血及软硬性渗出

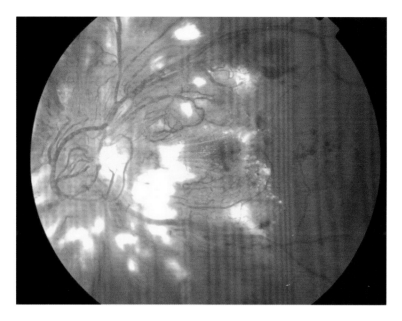

图 3-3-5 左眼彩色眼底图像 PDR Ⅳ期,视盘表面粗大新生血管(NVD),眼底较多出血和软硬性渗出

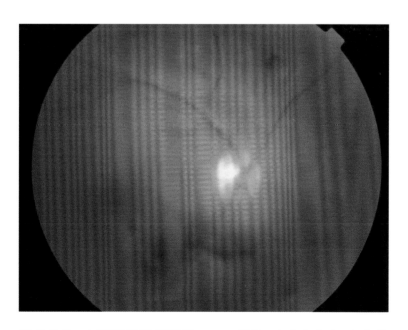

图 3-3-6 右眼彩色眼底图像 PDR Ⅴ期,玻璃体积血,眼底模糊可见出血及软硬性渗出

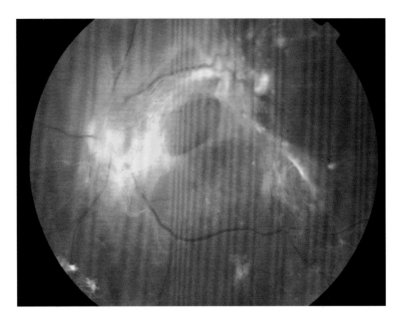

图 3-3-7　左眼彩色眼底图像　PDR V期,视盘及视网膜表面机化膜,其内可见新生血管

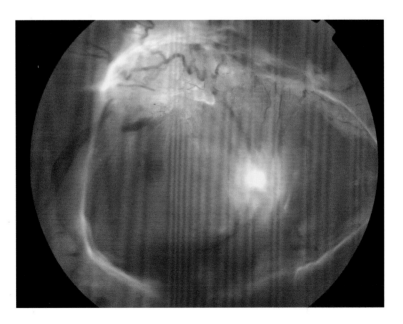

图 3-3-8　右眼彩色眼底图像　PDR VI期,玻璃体积血,视盘及视网膜表面大量新生血管伴机化膜,以视网膜血管弓处为著,牵拉性视网膜全脱离

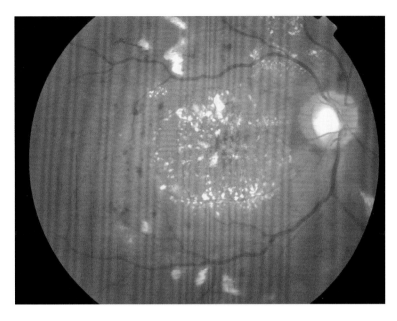

图 3-3-9　右眼 DR 彩色眼底图像　重度 DME,可见黄斑中心凹内大量硬性渗出和视网膜水肿增厚

五、鉴别诊断

　　DR 的诊断不难,根据糖尿病病史以及较为特征性的眼底表现,即可诊断。但是在临床上,一些 HIV 感染的患者因视力下降前来眼科门诊就诊,不愿意讲明自己有 HIV 感染史,眼底表现仅为一些棉絮状白斑和几个微血管瘤而被误诊为 BDR,因此需要与之相鉴别(表 3-3-4)。

表 3-3-4　NPDR 和 HIV 视网膜病变的鉴别

	NPDR	HIV 视网膜病变
病因	糖尿病	HIV 病毒感染
是否传染	否	性接触和体液途径传染
前节炎症	无	无或轻度炎性反应
玻璃体	透明	透明或轻度混浊
眼底	当出现软性渗出时,微血管瘤、出血斑及硬性渗出亦较多	以软性渗出为主,少量微血管瘤
CD4$^+$ T 淋巴细胞	正常	<200/mm^3
视网膜病变转归	进行性加重	可自行消失或进展为 CMVR

六、治疗

（一）早期预防

由于 DR 患者早期症状不明显，所以严格控制血糖、定期检查、早期预防十分重要。对高血压、高血脂也应认真控制。1 型糖尿病确诊后 5 年，2 型糖尿病确诊后即应每年 1 次眼科检查，发现较明显的 DR 时随访时间应适当缩短。

由于妊娠有加重 DR 的风险，对于患有糖尿病的女性，应于怀孕前和妊娠前 3 个月内均进行眼底检查，并根据检查结果决定下一次复诊的时间，围产期的加强监测应持续至产后 1 年。

（二）NPDR 阶段

NPDR 患者视力下降的主要原因是黄斑水肿和黄斑缺血。因此，轻度 NPDR 和中度 NPDR 的治疗主要针对黄斑水肿。DME 时应进行治疗干预，可以首选抗 VEGF 药物（康柏西普 / 雷珠单抗）玻璃体腔注射和 / 或局部激光光凝治疗，还可以选择曲安奈德玻璃体腔注射，但存在并发性白内障的出现及眼压升高的风险。黄斑水肿激光光凝适用于距黄斑中心 500 微米以外的微血管瘤和位于环形硬性渗出中心的微血管病变，以及弥漫的黄斑水肿。严重 NPDR 时除了应对可能存在的 CME 进行治疗外，还应进行全视网膜激光光凝（panretinal photocoagulation，PRP），以延缓眼底病变进展。

（三）PDR 阶段

应及时给予 PDR 患者进行 PRP 治疗，当发生玻璃体出血或者累及黄斑的牵拉性视网膜脱离时，可行玻璃体切除术，术中进行视网膜光凝。浓密的玻璃体出血，早期手术治疗效果更好。

近几年来抗 VEGF 药物和一些玻璃体溶解酶如 Hyaluronidase（Vitrase），Chondroitinase 和 Ocriplasmin 也做为 PRP 和某些玻璃体切除手术的辅助治疗，但其长期有效性和安全性仍需要进一步观察。

七、预后

DR 重在预防，当病情进展至 PDR 时需要进行 PRP，激光治疗仅能在一定程度上阻止病变迅速进展,并不能明显提高视力。近年来出现的抗 VEGF 药物治疗可在一定程度上减轻黄斑水肿,但需要反复多次治疗,且价格昂贵。当发展为 PDR 牵拉性视网膜脱离时需要手术治疗,预后较差。

(于伟泓　叶俊杰)

参 考 文 献

1. Yang W,Lu J,Weng J,et al. Prevalence of diabetes among men and women in China. N Engl J Med. 2010 Mar 25;362(12):1090-101.

2. Xu J,Wei WB,Yuan MX,et al. Prevalence and risk factors for diabetic retinopathy:the Beijing Communities Diabetes Study 6. Retina. 2012 Feb;32(2):322-9.

3. American Diabetes Association. Standards of medical care in diabetes—2014. Diabetes Care,2014;37 Suppl 1:S14.

4. Diabetes Control and Complications Trial Research Group. The effect of intensive treatment of diabetes on the development and progression of long-term complications in insulin-dependent diabetes mellitus. N Engl J Med,1993;329:977-986.

5. UK Prospective Diabetes Study Group. Intensive blood-glucose control with sulphonylureas or insulin compared with conventional treatment and risk of complications in patients with type 2 diabetes(UKPDS 33). Lancet,1988;352:837-853.

6. UK Prospective Diabetes Study Group. Tight blood pressure control and risk of macrovascular and microvascular complications in type 2 diabetes(UKPDS 38). Br Med J,1998;317:703-713.

7. Lyons TJ,Jenkins AJ,Zhen D et al. Diabetic retinopathy and serum lipoprotein subclasses in the DCCT/EDIC cohort. Invest Ophthalm Vis Sci,2004;45:910-918.

8. Klein BEK,Moss SE,Klein R. Effect of pregnancy on progression of diabetic retinopathy. Diabetes Care,1990;13:34-40.

9. Stephen J. Ryan et al. Retina. Fourth edition. Volume 2. P1276,2006.

10. Early vitrectomy for severe vitreous hemorrhage in diabetic retinopathy. Four-year results of a randomized trial:Diabetic Retinopathy Vitrectomy Study Report 5. Arch Ophthalmol,1990,108:958.

第四节　白　血　病

白血病是造血系统的恶性疾病,表现为骨髓组织被肿瘤细胞替代,造血功能下降,可危及生命。白血病可分为淋巴细胞白血病和骨髓细胞白血病,并进一步分为急性淋巴细胞白血病、慢性淋巴细胞白血病、急性骨髓细胞白血病、慢性骨髓细胞白血病。

一、流行病学

白血病患者眼部受累发生率的数据不多,据美国 135 例白血病患者眼球尸检的结果表明,42 位患者眼部可见白血病细胞的浸润,约占 31.1%,最常见的浸润部位是脉络膜。

二、病因

白血病的眼部受累主要由于两种机制,第一种机制是白血病细胞的直接浸润,主要表现为葡萄膜的浸润,眼眶浸润和中枢神经系统的浸润如视神经浸润、水肿等。第二种机制是白血病继发的改变,如贫血、血小板减少、高凝状态和免疫抑制状态等的相应表现,表现为视网膜或玻璃体积血、感染、视网膜血管阻塞等。

三、临床表现

1. 患者早期可无明显症状,当病变累及黄斑时可表现为视力下降、视物变形、变色等,当玻璃体积血时可表现为眼前黑影飘动。

2. 结膜、角膜、虹膜睫状体以及脉络膜均可表现为肿瘤细胞浸润。最常见的是视网膜病变。

3. 眼底检查:可见视网膜静脉迂曲、扩张,视网膜不同层次的出血,呈火焰状或者圆点状、片状,有时在出血的中央常可见"白芯",为白细胞的聚集所致,称为"Roth 斑"(图 3-4-1)。亦可见眼底多发大片出血位于玻璃体后界膜下(图 3-4-2)。有时白细胞聚集也可单独出现在视网膜组织内、视网膜血管旁、甚至视网膜下。也可因贫血、血粘度高等原因出现棉絮斑(图 3-4-3)、硬性渗出(图 3-4-4)、微血管瘤以及视网膜新生血管等视网膜缺血的改变。

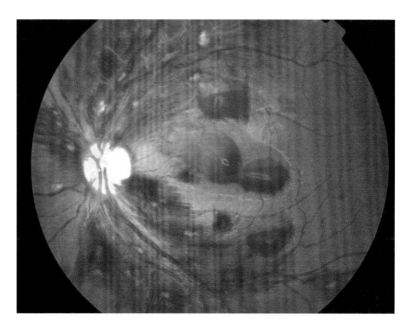

图 3-4-1 白血病患者左眼彩色眼底图像 显示不同层次的视网膜出血同时存在:舟状视网膜前出血、火焰状视网膜浅层出血、类圆形视网膜深层出血以及视网膜下出血,视网膜内出血中含有"白芯",称为 Roth 斑

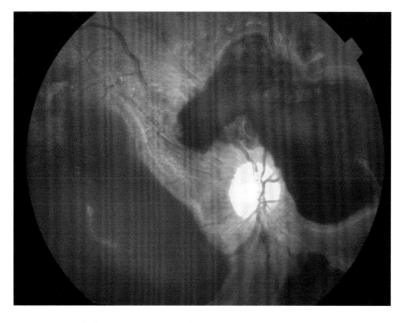

图 3-4-2 白血病患者右眼彩色眼底图像 眼底多发大片出血位于玻璃体后界膜下

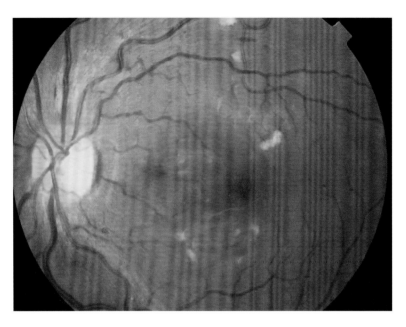

图 3-4-3　白血病患者左眼彩色眼底图像　黄斑区可见较多棉絮斑

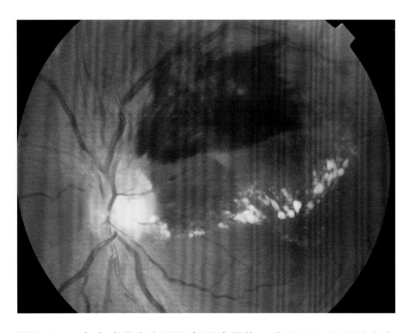

图 3-4-4　白血病患者左眼彩色眼底图像　黄斑区大量硬性渗出呈星芒状,后极部上方大片视网膜出血

4. 荧光素眼底血管造影(fluorescein fundus angiography,FFA)因白血病患者全身情况常较差无法耐受有创的 FFA 检查,且根据病史和典型的眼底改变即可诊断白血病眼底改变,因此很少需要 FFA 检查。在 FFA 上,视网膜内出血呈遮挡荧光,棉絮斑呈低荧光,微血管瘤可呈点状高荧光,视网膜新生血管呈高荧光渗漏。

5. 相干光断层扫描(optical coherence tomography,OCT)可以辅助诊断黄斑水肿和确定黄斑出血的层次。

四、诊断

根据患者有白血病病史以及特征性的眼底改变,如多层次的视网膜内出血,尤其是带有白芯的视网膜内出血,临床诊断不难。有时患者可因眼部症状首诊,根据眼底改变提示白血病而就诊血液科。

五、鉴别诊断

当白血病视网膜病变患者以眼部症状首诊时,需要与 HIV 视网膜病变等相鉴别(表 3-4-1)。

表 3-4-1　白血病和 HIV 视网膜病变的鉴别要点

	白血病视网膜病变	HIV 视网膜病变
病因	白血病	HIV 病毒感染
是否传染	否	性接触和体液途径传染
前节炎性反应	无	无或轻度
玻璃体混浊	无或玻璃体积血	无或轻度炎性混浊
多层次视网膜内出血	有	无
棉絮斑	可有	常见
Roth 斑	常见	无

六、治疗

白血病视网膜病变通常无特殊治疗,以血液科治疗白血病为主。若全身情况得到较好缓解,但玻璃体积血仍明显影响视力,可在能够耐受手术的情况下考虑手术治疗。若黄斑区视网膜前出血,遮挡黄斑中心凹导致视力非常差,可考虑 YAG 激光打开玻璃体后界膜 / 视网膜内界膜,使视网膜前积血流至玻璃体腔,患者视力可能得到提高,但本操作有黄斑损伤的风险,操作需要慎重。

七、预后

总体来说,白血病视网膜病变预后较差。白血病若得到较好的控制,视网膜病变可以得到一定的缓解。

（于伟泓）

参 考 文 献

1. Nicholas J. Leonardy, Mahendra Rupani, Georgette Dent, Gordon K.Klintworth. Analysis of 135 autopsy eyes for ocular involvement in leukemia.Am J Ophthalmol, 1990;109（4）:436-44

2. Shibata K, Shimamoto Y, Nishimura T, Okinami S, Yamada H, Miyahara M. Ocular manifestation in adult T cell leukaemia/lymphoma. Ann Hematol, 1997;74:163-168.

3. Yaghouti F, Nouri M, Mannor GE. Ocular adnexal granulocytic sarcoma as the first sign of acute myelogenous leukaemia relapse. Am J Ophthalmol, 1999;127:361-363.

第五节　高血压视网膜病变

高血压视网膜病变(hypertensive retinopathy)是由于长期持续性高血压恶化或血压急性进行性升高,导致视网膜发生水肿、出血、渗出等病理性改变,是血压升高严重程度的标志,多见于血压强烈升高时。

一、病因

当血压急剧上升时,机体通过肌原性自调节机制,刺激视网膜肌性动脉的血管张力。如果血压持续性升高,血管张力不断增加,加上慢性进行性高血压所致的视网膜动脉管腔狭小,血 - 视网膜屏障破坏,血浆和血液有形成分从毛细血管渗出,从而出现高血压视网膜病变。

二、眼底表现

主要表现为视网膜动脉硬化、视网膜水肿、出血、硬性渗出以及棉絮斑,严重者可见视乳头水肿(图 3-5-1~ 图 3-5-3)。

(一)视网膜动脉硬化

视网膜动脉硬化是高血压患者最常见的眼底改变。眼底可见:①视网膜动脉管径狭窄、迂曲,黄斑小分支呈螺旋状;②视网膜动脉管壁反射光增强;③视网膜动静脉交叉征;④血管白鞘。

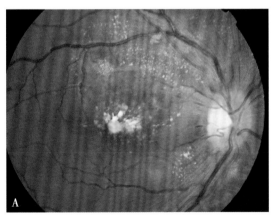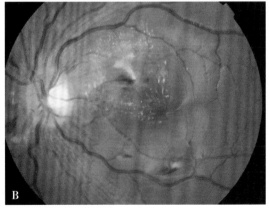

图 3-5-1 **双眼高血压视网膜病变彩色眼底图像** A 图为右眼,B 图为左眼,均显示视网膜动脉细,静脉迂曲扩张,A/V≈1:2,可见动静脉交叉征,视网膜浅层出血斑片,后极部硬性渗出及棉絮斑

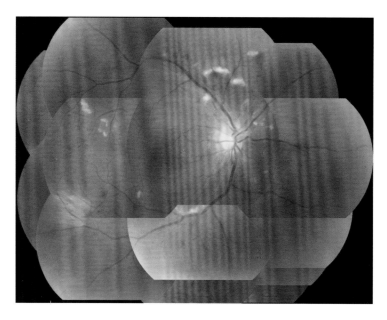

图 3-5-2 右眼高血压视网膜病变彩色眼底图像 显示视网膜动脉纤细，A/V≈1:3,多处动静脉交叉征；眼底散在深层圆点状出血及棉絮斑

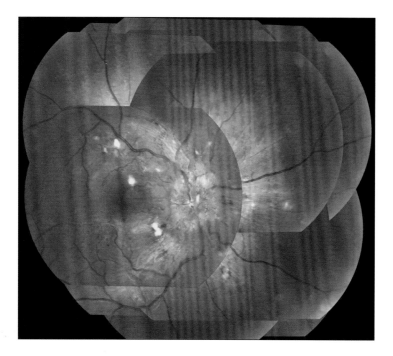

图 3-5-3 右眼高血压视乳头视网膜病变彩色眼底图像 显示视盘水肿,边缘模糊,其上毛细血管扩张,其周围较多出血斑片及软性渗出,病变累及黄斑区。视网膜动脉呈铜丝状,静脉扩张,A:V≈1:2,多处动静脉交叉征

（二）视网膜水肿混浊

视网膜失去正常透明度,呈灰色或灰白色混浊,以视乳头周围及后极部视网膜最为明显,与该处视网膜组织的厚度和毛细血管分布有关。

（三）视网膜出血

视网膜出血大多位于视网膜神经纤维层而呈线条状、火焰状或放射状,少数位于视网膜深层而呈圆点状或不规则状。

（四）视网膜硬性渗出

视网膜硬性渗出边界比较清晰,位于黄斑者呈放射状排列,呈星芒状或扇形。

（五）视网膜棉絮斑

视网膜棉絮斑是边界欠清、不规则形的灰白斑,组织学上表现为视网膜神经纤维轴浆流受阻、轴索肿胀,是毛细血管前微动脉阻塞及毛细血管床缺血所致。

（六）视乳头水肿

视乳头水肿均为双侧性,两眼病变程度基本一致,大多与颅内压增高有关。出现视乳头水肿,提示患者的心、肾、脑等重要器官已严重受损,生命预后不佳。

三、荧光素眼底血管造影

视网膜动、静脉血管荧光充盈时间延长。毛细血管无灌注区周围可见毛细血管及微血管瘤。视乳头水肿时,视盘毛细血管异常扩张,荧光渗漏(图 3-5-4,图 3-5-5)。

四、治疗

①降低血压是防治眼底病变的最根本措施。②原发性高血压在有效的控制血压后,视网膜水肿、视乳头水肿、视网膜出血、硬性渗出以及棉絮斑等均可吸收。③继发性高血压主要针对原发病进行治疗。

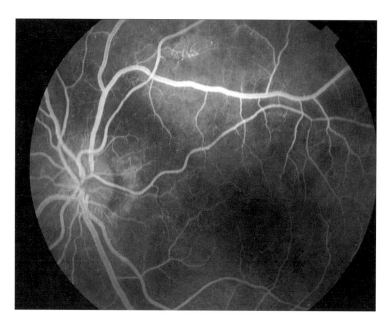

图 3-5-4 左眼高血压视网膜病变 FFA 图像 显示颞上支视网膜动脉细,粗细不均,动-静脉交叉征,静脉扩张,以颞上支为著,其周围毛细血管扩张及高荧光点(微血管瘤)

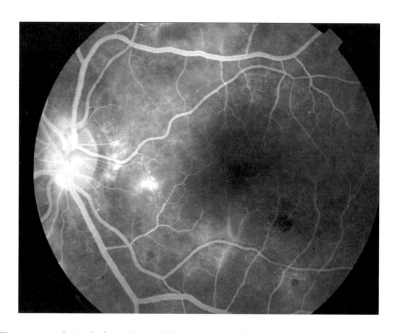

图 3-5-5 左眼高血压视网膜病变 FFA 图像 显示造影中期视盘及后极部毛细血管扩张,出现荧光渗漏。视网膜广泛荧光渗漏,微血管瘤增多

五、鉴别诊断见表 3-5-1。

表 3-5-1　高血压视网膜病变与 HIV/AIDS 眼底病变的鉴别要点

	高血压视网膜病变	HIV/AIDS 眼底病变
病因	原发性或继发性高血压	HIV 病毒 / 巨细胞病毒
全身临床症状	头晕、心悸	发热、腹泻、肺炎、疲乏、体重下降等
眼部临床症状	视力下降、视物模糊等	早期：无眼部症状 中晚期：视力下降、视物模糊等
前节表现	正常	可有轻度炎症反应
玻璃体	透明	透明或轻度混浊
眼底表现	视网膜动脉硬化、视网膜水肿、出血、硬性渗出以及棉絮斑	HIV 视网膜病变：棉絮斑，出血 合并 CMV 视网膜炎：坏死性视网膜炎伴出血以及视网膜血管炎
视乳头水肿	常见	少见
预后	较好	差

（王伟伟）

参 考 文 献

1. 张承芬 . 眼底病学 . 北京：人民卫生出版社，1998：513-522.

2. Wong TY, Mitchell P. Hypertensive retinopathy. N Engl J Med, 2004, 351 (22): 2310-2317.

3. DellaCroce JT, Vitale AT. Hypertension and the eye. Curr Opin Ophthalmol, 2008, 19 (6): 493-498.

4. Leung H, Wang JJ, Rochtchina E, et al. Relationships between age, blood pressure, and retinal vessel diameters in an older population. Invest Ophthalmol Vis Sci, 2003, 44 (7): 2900-2904.

5. Klein R, Klein BE, Moss SE, et al. Hypertension and retinopathy, arteriolar narrowing, and

arteriovenous nicking in a population. Arch Ophthalmol,1994,112(1):92-98.

6. Strachan MW,McKnight JA. Images in clinical medicine. Improvement in hypertensive retinopathy after treatment of hypertension. N Engl J Med,2005,352(18):e17.

第六节　视网膜血管炎

视网膜血管炎多见于青年男性,常双眼发病,可同时发病,也可先后发病,双眼严重程度常不一致。

一、病因

以往认为是结核所致,有学者对患者眼球进行病理检查,未发现结核菌感染,因而提出对结核蛋白的免疫反应可能是本病的病因,采用糖皮质激素治疗后疗效显著。还可能是对不同抗原的非特异反应。部分患者无明确病因,故又称为特发性视网膜血管周围炎。

二、临床表现

患者早期常无症状,病变只限于眼底周边部,侵犯某支或某几支小静脉,以后逐渐增多,波及大支静脉。少量玻璃体积血时有视力轻度模糊或有眼前飞蚊症状。视力突然减退至数指、手动,甚至光感。有的在发病前数日先有视力轻度模糊或有眼前飞蚊症状。玻璃体内大量出血时,视力突然减退至数指、手动,甚至光感。当玻璃体积血吸收后,能看清眼底时才发现病变。可见玻璃体混浊,玻璃体积血遗留或多或少的不规则条状、块状或尘状混浊。视网膜血管:眼底周边部小静脉扩张、迂曲,管径不规则,静脉旁常伴有白鞘。在病变小静脉附近,有小点片状、火焰状视网膜出血、渗出,常形成边缘不清、宽窄不一的白色条带或白色结节,或不规则片块物覆盖于小静脉上或位于其邻近。重症者周边小血管逐渐闭塞,形成大片无灌注区,导致新生血管形成,反复玻璃体积血的患者产生玻璃体视网膜增殖,纤维条索收缩可牵拉视网膜形成裂孔和视网膜脱离(图 3-6-1~ 图 3-6-3)。

三、荧光素眼底血管造影

受累的视网膜静脉多迂曲扩张,亦有不规则变细,静脉管壁有荧光素渗漏和组织着染。可见微血管瘤、毛细血管扩张及渗漏。周边眼底有不同程度的毛细血管闭锁(无灌注区),动静脉短路和新生血管形成。黄斑受累者可出现黄斑水肿,花瓣状荧光素积存(图 3-6-4)。

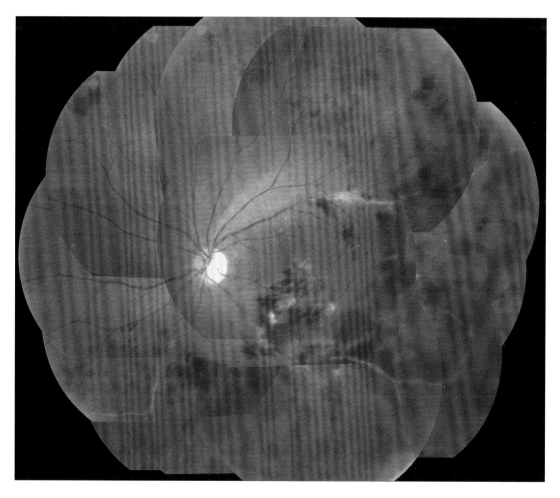

图 3-6-1 视网膜血管炎患者左眼彩色眼底图像 显示多支视网膜静脉粗细不均,其周围白鞘或部分呈白线,眼底较多出血

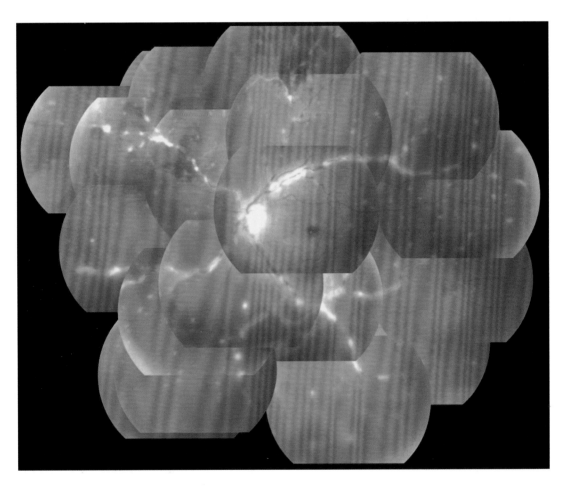

图 3-6-2　视网膜血管炎患者左眼彩色眼底图像　显示多支视网膜静脉周围节段性白鞘，
眼底散在一些出血

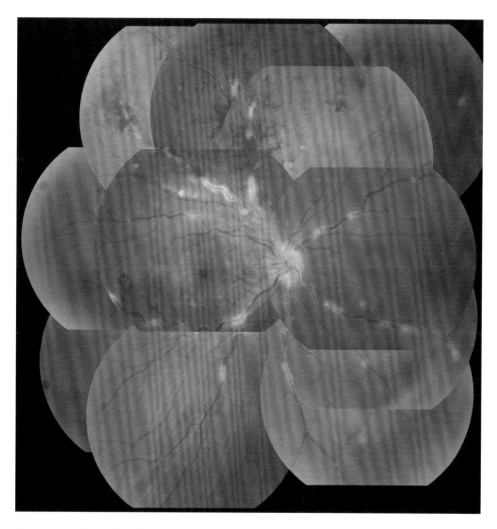

图 3-6-3 视网膜血管炎患者右眼彩色眼底图像 显示多支视网膜静脉呈节段性白鞘,其周围散在出血斑片

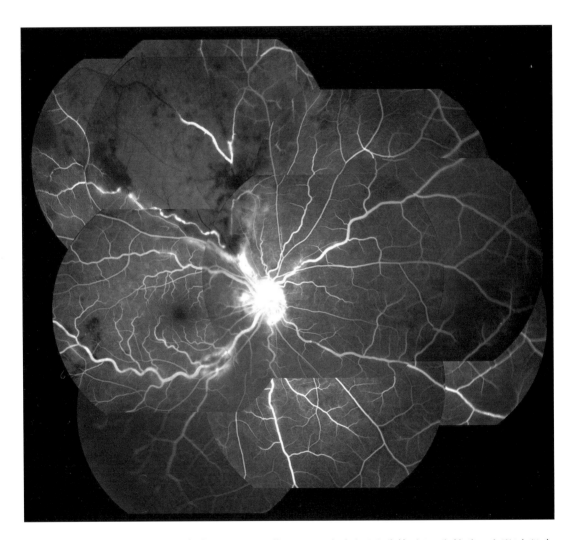

图 3-6-4　视网膜血管炎患者右眼 FFA 图像　显示多支视网膜静脉迂曲扩张,造影过程中出现荧光渗漏,出血遮挡背景荧光

四、诊断

根据发病前数日视力轻度下降,或有眼前飞蚊症状,发病时视力突然减退,以及玻璃体和眼底,特别是周边部视网膜静脉的改变,可以诊断。

五、鉴别诊断

视网膜血管炎多见于青年男性,双眼先后发病,亦可同时发病,玻璃体积血反复发作。HIV/AIDS 眼底病变为视网膜血管炎伴出血,当并发 CMV 视网膜炎时眼底典型表现为黄白色视网膜坏死灶,与如此活跃的眼底表现不符的是玻璃体透明或仅有轻微混浊。鉴别要点详见表 3-6-1。

表 3-6-1　视网膜血管炎与 HIV/AIDS 眼部病变的鉴别诊断要点

	视网膜血管炎	HIV/AIDS 眼部病变
病因	对结核蛋白的免疫反应 部分患者无明确病因	HIV 病毒 巨细胞病毒
年龄 性别	多见于青年男性 常双眼先后发病 亦可同时发病	任何年龄 无性别差异 可累及双眼
临床症状	只有眼部症状 早期常无症状 出现玻璃体积血时患者视力下降,可至手动,甚至眼前光感	早期出现发热、肺炎、腹泻等全身症状,晚期出现眼部症状:视力下降,视野缺损,甚至视力丧失
前节表现	正常	正常 /AIDS 期可出现轻度前节炎症反应
玻璃体混浊	反复玻璃体积血	透明或轻度混浊
眼底表现	早期周边部小静脉扩张、迂曲,常伴有白鞘 病变进展玻璃体机化膜 牵拉视网膜脱离	HIV 视网膜病变:后极部棉絮斑 并发 CMV 性视网膜炎:黄白色坏死灶伴出血,视网膜血管炎
病灶部位	早期周边部	后极部为主

六、治疗

病因治疗,如有活动或陈旧结核病灶,或对旧结核菌素呈阳性反应者,应给予规范的抗结核治疗。眼底新鲜出血时,应少活动,支持治疗增强身体抵抗力。治疗控制全身病灶的同时,谨慎地加用糖皮质激素,降低机体高敏反应。视网膜如果有大片无灌注,或新生血管出现,宜早作激光光凝治疗(图3-6-5)。玻璃体积血不吸收或存在增生性玻璃体视网膜病变的患者需行玻璃体切除术。

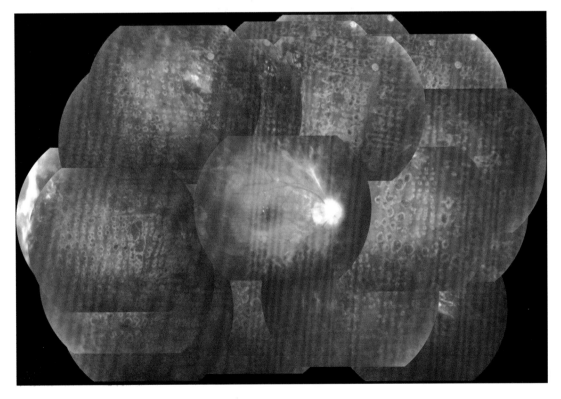

图3-6-5 视网膜血管炎患者右眼激光后彩色眼底图像 显示全视网膜激光光凝后,出血大部分吸收

(耿 爽)

参 考 文 献

1. Errera MH, Pratas A, Goldschmidt P, et al. Eales' disease. J Fr Ophtalmol, 2016, 39 (5):
   474-482.

2. Rosenbaum JT, Sibley CH, Lin P. Curr Opin Rheumatol. Retinal vasculitis, 2016, 28 (3):
   228-235.

3. Maleki A, Cao JH, Silpa-Archa S, et al. Visual outcome and poor prognostic factors in
   isolated idiopathic retinal vasculitis. Retina, 2016 Mar 16.

4. Sinha G, Nayak B, Gupta S, et al. Bilateral neovascular glaucoma in idiopathic retinal
   vasculitis, aneurysms, and neuroretinitis syndrome. Can J Ophthalmol, 2016, 51 (2):
   e43-e45.

5. Talat L, Lightman S, Tomkins-NetzerO. Ischemic retinal vasculitis and its management. J
   Ophthalmol, 2014: 197675.

第七节 葡 萄 膜 炎

葡萄膜炎是一组累及脉络膜、视网膜、视网膜血管和玻璃体的炎性疾病。由于炎症的原发位置不同,在临床上可表现出多种类型,如视网膜炎、视网膜血管炎、脉络膜炎或几种炎症类型同时存在的情况。

一、病因

有四类:①感染,如病毒、细菌、真菌、寄生虫等;②合并全身性疾病,如 Behcet 病、Vogt- 小柳原田病、Crohn 病、溃疡性结肠炎、结节病、结节性多动脉炎、Wegener 肉芽肿、系统性红斑狼疮、多发性硬化等;③原发于眼部疾病,如交感性眼炎、鸟枪弹丸视网膜脉络膜病变、地图状脉络膜视网膜炎、急性后极部多灶性鳞状色素上皮病变、急性视网膜色素上皮炎、多灶性易消散性白点综合征、全葡萄膜炎等;④恶性肿瘤,如淋巴瘤、白血病、转移癌等。

二、临床表现

患者主诉有眼前黑影飘动、视物变形或视力下降。偶有眼红、眼痛。有些患者可无明显症状。眼底检查可见玻璃体内炎症细胞和混浊。局灶性视网膜或脉络膜浸润灶。视网膜血管炎的表现,如血管旁出血、渗出,血管白鞘、白线等。视盘、黄斑水肿。眼前节炎症反应。可出现继发性青光眼、并发性白内障、脉络膜新生血管形成,或渗出性视网膜脱离(图 3-7-1~ 图 3-7-9)。

三、诊断

根据临床症状和眼底改变,可以诊断。荧光素眼底血管造影有助于明确病变位置和范围。实验室检查确定一些后葡萄膜炎的病因有重要价值,包括:①血液学检查:血清弓形体滴度测定、血管紧张肽转化酶(ACE)水平、血清荧光密螺旋体吸附试验(FTA-ABS)、快血清反应素(RPR)、血沉(ESR)、抗核抗体(ANA)、HLA-B5、HLA-A29、Lyme 免

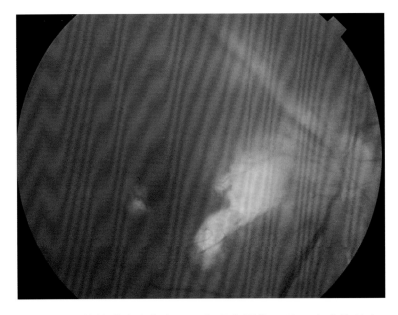

图 3-7-1　葡萄膜炎患者右眼彩色眼底图像　显示玻璃体混浊,
眼底较模糊,后极部视网膜黄白色浸润灶

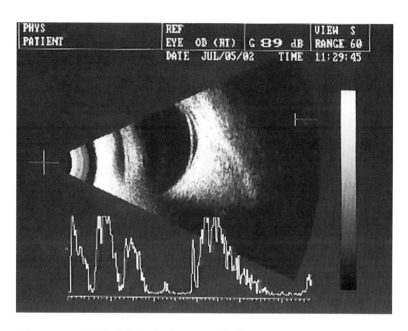

图 3-7-2　葡萄膜炎患者右眼 B 型超声图像　显示玻璃体混浊，
视网膜浅脱离

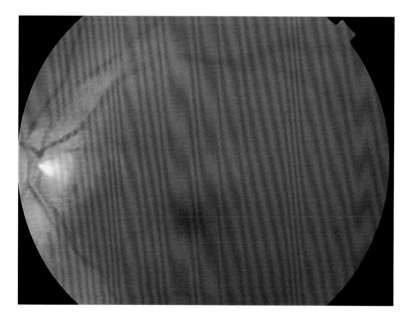

图 3-7-3　葡萄膜炎患者左眼彩色眼底图像　显示玻璃体混浊，
视网膜浅脱离

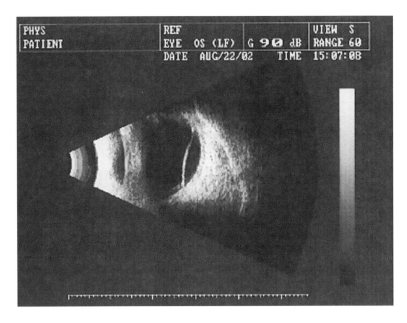

图3-7-4 葡萄膜炎患者左眼B型超声图像 显示左眼玻璃体混浊,视网膜脱离

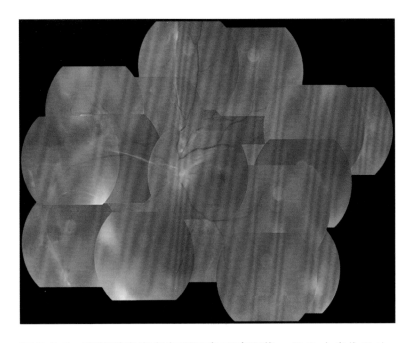

图3-7-5 葡萄膜炎患者左眼彩色眼底图像 显示玻璃体混浊,隐约可见视盘,广泛渗出性视网膜脱离,中周部黄白色病变区及色素增殖,视网膜下机化条索

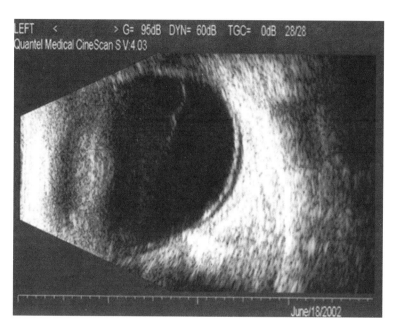

图 3-7-6　葡萄膜炎患者左眼 B 型超声图像　显示玻璃体混浊，视网膜广泛浅脱离

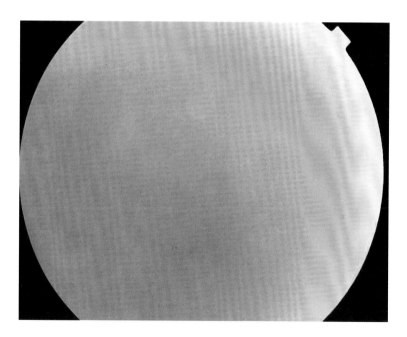

图 3-7-7　葡萄膜炎患者右眼彩色眼底图像　显示玻璃体高度混浊,眼底窥不清

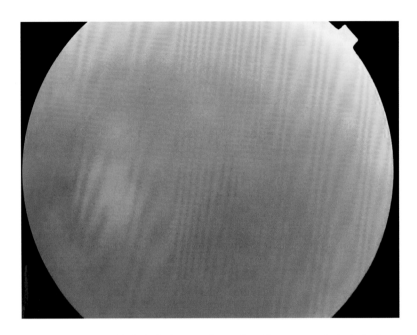

图 3-7-8 葡萄膜炎患者左眼彩色眼底图像 显示玻璃体高度混浊,隐约可见视盘

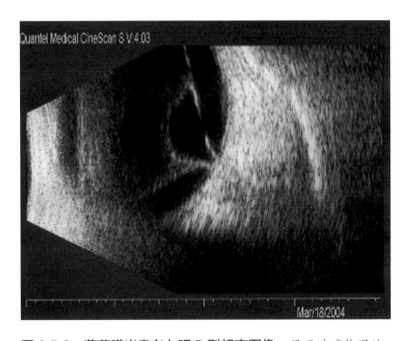

图 3-7-9 葡萄膜炎患者左眼 B 型超声图像 显示玻璃体混浊,视网膜呈宽漏斗状脱离

疫荧光测定或酶联免疫吸附测定(ELISA)。对于新生儿和免疫缺陷者,进行巨细胞病毒抗体滴度、单纯疱疹、带状疱疹、水痘,及风疹病毒检查。如果怀疑感染性疾病,应进行血培养;②结核菌素试验(PDD);③胸部 X 线片;④怀疑全身受累特别是中枢神经系统受累时,应进行头颅 CT,核磁检查和腰穿检查;⑤如有必要,可进行诊断性玻璃体切除术。

四、鉴别诊断

葡萄膜炎患者眼前节、玻璃体及眼底均表现为炎性反应,例如,角膜后 KP(+)、房水闪辉(+)、浮游体(+),玻璃体炎性混浊,眼底出现炎性浸润病灶。HIV/AIDS 眼底病变为坏死性病灶,炎性反应无或轻微。鉴别要点详见表 3-7-1。

表 3-7-1　葡萄膜炎和 HIV/AIDS 视网膜病变的鉴别

	葡萄膜炎	HIV/AIDS 视网膜病变
病因	感染性:病毒、细菌、真菌、寄生虫等 非感染性:病原体不明,常有免疫异常或伴有全身病灶	HIV 病毒感染 并发 CMV 病毒感染
前节炎症	炎症反应明显	无或轻度炎性反应
玻璃体	炎性混浊	透明或轻度混浊
眼底	视网膜或脉络膜浸润灶 视盘、黄斑水肿 渗出性视网膜脱离	HIV 视网膜病变:后极部棉絮斑 并发 CMV 性视网膜炎:黄白色坏死灶伴出血,视网膜血管炎
CD4$^+$ T 淋巴细胞	正常	< 200/mm^3

五、治疗

治疗目的是消除炎症,保存视力,预防并发症和复发。要针对病因进行治疗。对于非感染因素引起的后葡萄膜炎,当存在威胁视功能的炎症时,可应用糖皮质激素和免疫抑制剂治疗。前节有明显活动性炎症时,可加用糖皮质激素滴眼液及睫状肌麻痹剂。

(耿　爽)

参 考 文 献

1. Abdulaal MR, Abiad BH, Hamam RN. Uveitisin the Aging Eye: Incidence, Patterns, and Differential Diagnosis.J Ophthalmol, 2015: 509456.

2. Lin P.Infectious Uveitis.Curr Ophthalmol Rep, 2015, 3(3): 170-183.

3. Pasadhika S, Rosenbaum JT. Ocular Sarcoidosis.Clin Chest Med, 2015, 36(4): 669-683.

4. Prete M, Dammacco R, Fatone MC, et al. Autoimmune uveitis: Clinical, pathogenetic, and therapeutic features. ClinExp Med, 2016, 16(2): 125-136.

5. Minos E, Barry RJ, Southworth S, et al. Birdshot chorioretinopathy: current knowledge and new concepts in pathophysiology, diagnosis, monitoring and treatment. Orphanet J Rare Dis, 2016, 11(1): 61.

6. Chan CC, Rubenstein J L, Coupland S E, et al. Primary vitreoretinal lymphoma: a report from an international primary central nervous system Lymphoma Collaborative group symposium. *Oncologist*, 2011, 16(11): 1589-1599.

7. Dunn JP. Uveitis.Prim Care, 2015, 42(3): 305-323.

8. Margolis R, Brasil OF, Lowder CY, et al. Vitrectomy for the diagnosis and management of uveitis of unknown cause. *Ophthalmology*, 2007, 114(10): 1893-1897.

9. Lee DJ. Intraocular Implants for the Treatment of Autoimmune Uveitis.J Funct Biomater, 2015, 6(3): 650-666.

10. Doycheva D, Zierhut M, Blumenstock G, et al. Immunomodulatory therapy with tumour necrosis factor alpha inhibitors in children with antinuclear antibody-associated chronic anterior uveitis: Long-term results. Br J Ophthalmol, 2014, 98: 523-528.

11. Durrani, K, Zakka, F.R, Ahmed, et al. Systemic therapy with conventional and novelimmunomodulatory agents for ocular inflammatory disease. Surv Ophthalmol, 2011, 56, 474-510.

第八节 白 塞 病

白塞病（Behcet's disease，BD）又称为口 - 眼 - 生殖器三联症。是一种以葡萄膜炎，口腔溃疡，多形性皮肤损害，生殖器溃疡为特征的全身多系统，多器官受累的疾病，实质是一种闭塞性脉管炎。根据不同的表现又可以分为完全型，不完全型，疑似型，可疑型以及一些特殊的类型，比如肠型，血管型和神经型。病情反复发作，预后不定。

一、病因

此病的病因及发病机制尚不完全清楚，目前认为可能与以下因素有关：①病毒感染特别是单纯疱疹病毒感染；②各种链球菌感染，比如血链球菌，唾液链球菌等；③针对自身抗原比如视网膜 S 抗原，口腔黏膜抗原，半乳糖脑苷脂等的一种自身免疫性疾病；④以及免疫遗传因素，比如与 HLA-B5，HLA-B51 抗原密切相关。

二、临床表现

（一）临床症状

眼部主要表现为眼红、视力下降，以及眼前漂浮物。累及黄斑者可以出现视物变形。全身主诉包括口腔溃疡、多形性皮肤损害、生殖器溃疡、胃肠道以及神经系统症状等。

（二）前节表现

白塞病患者前节表现十分常见，高达 80%。早期主要表现为虹膜睫状体炎，可见睫状充血、角膜后细小灰白 KP、Tyndall 现象、前房积脓（图 3-8-1）、Koeppe 结节；如果没有得到及时治疗，可以出现虹膜后粘连、周边前粘连、白内障、瞳孔阻滞性青光眼，晚期甚至出现新生血管性青光眼。

（三）眼底表现

主要表现为视网膜炎，视网膜血管炎，视网膜脉络膜炎。可见玻璃体混浊出血，视

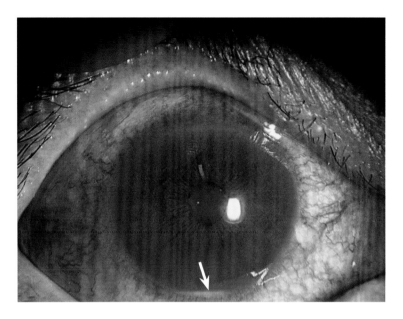

图 3-8-1　白塞病患者右眼前节图像　显示球结膜混合性充血，
热性前房积脓（白色箭头）

乳头水肿，视网膜出血、水肿、渗出，血管白鞘、白线，晚期可出现视神经萎缩（图 3-8-2）。部分患者可以出现黄斑囊样水肿，黄斑缺血，视网膜前膜。部分患者可以出现增生性玻璃体视网膜病变（PVR），并引起视网膜脱离。FFA 显示弥漫的脉络膜背景荧光增强，呈现小叶状，广泛的视网膜毛细血管渗漏，视盘高荧光和受累的视网膜血管管壁着染（图 3-8-3）。后期可见视网膜毛细血管闭塞，无灌注区和侧支循环以及新生血管（图 3-8-4）。

三、诊断标准

2013 年欧洲皮肤病与性病学会杂志发表：国际标准白塞病评分系统。根据白塞病的症状和体征评分，以下得分总和达到 4 分即可诊断白塞病。①眼部病变：2 分；②生殖器溃疡：2 分；③口腔溃疡：2 分；④皮肤损害：1 分；⑤神经系统损害：1 分；⑥血管表现：1 分；⑦针刺反应阳性 1 分（针刺反应测试是可选的，本来评分系统不包括针刺反应测试。然而，如果针刺反应阳性，评分可以增加 1 分）。本标准诊断的敏感性为 93.9%，特异性为 92.1%。

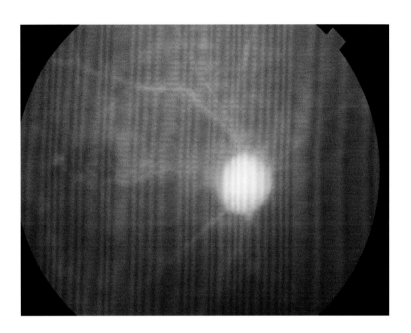

图 3-8-2 白塞病患者右眼眼底图像 显示视盘苍白,视神经萎缩,视网膜血管白线、白鞘

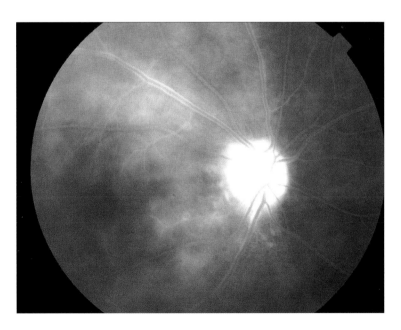

图 3-8-3 白塞病患者右眼 FFA 图像 显示造影晚期视网膜静脉血管管壁节段性着染

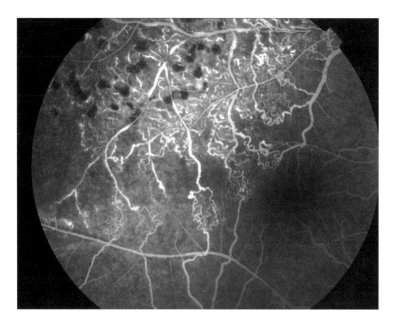

图 3-8-4　白塞病患者右眼 FFA 图像　显示视网膜静脉 - 静脉之间形成交通支

四、鉴别标准

在 AIDS 各期都有可能被误诊为白塞病,误诊误治,导致病情恶化。但两者还是可以鉴别开来:①白塞病患者口腔溃疡表现为反复发作,能自行缓解,愈合后无疤痕。AIDS 患者并发口腔溃疡却长期存在,不愈合,外阴溃疡亦如此。皮肤科、免疫科和口腔科会诊认为这种溃疡是一种深部真菌感染,而不是免疫反应所致的溃疡,其特征为迁延不愈,表面被覆一层膜样物,为真菌增殖所致。这是全身免疫力极度低下表现之一;②白塞病眼底病变以视网膜血管炎改变为主,如血管白线,白鞘,少量出血,而 AIDS 的眼底表现为典型的"奶酪 + 番茄酱"眼底,黄白色病灶较为广泛,其上少量出血;也可出现血管炎的表现,或者沿血管走行的黄白色病灶,进展迅速;③白塞病通过免疫抑制剂及激素治疗,可以控制病情甚至好转,而 AIDS 眼底病变使用免疫抑制时,病情不但没有好转反而急剧恶化,并可导致 CD_4^+ T 淋巴细胞计数接近 $0/mm^3$;④AIDS 患者的高危因素如多次卖血史,接受可能来自疫区的血浆输血史,冶游史等。根据这些提示进而检查 HIV 血清抗体,若结果阳性,进而明确 HIV 感染 /AIDS 的诊断。

五、治疗

针对不同的临床表现采用不同的治疗方法。主要有以下措施：①睫状肌麻痹剂；②糖皮质激素，包括局部滴眼剂和全身用药；③免疫抑制剂，包括环孢素 A，环磷酰胺，硫唑嘌呤，苯丁酸氮芥，秋水仙碱等；④生物制剂，比如白介素 -1；⑤中医中药。一般来讲根据不同的需要可以进行联合用药。

对部分眼部并发症患者可以进行抗青光眼手术，白内障手术，玻璃体切割手术，以及眼底激光治疗。

（闵寒毅）

参 考 文 献

1. Mahr A，Maldini C.Epidemiology of Behçet's disease. Rev Med Interne，2014；35（2）：81-89.

2. Hatemi G，Seyahi E，Fresko I，Behçet's syndrome：a critical digest of the 2012-2013 literature.Clin Exp Rheumatol，2013，31（3 Suppl 77）：108-117.

3. Agrawal R，Iyer J，Connolly J，et al. Cytokines and Biologics in non-infectious autoimmune uveitis：Bench to Bedside. Indian J Ophthalmol，2014，62（1）：74-81.

4. Mat C，Yurdakul S，Sevim A，et al. Behçet's syndrome：facts and controversies. Clin Dermatol，2013，31（4）：352-361.

5. Evereklioglu C.Ocular Behçet disease：current therapeutic approaches.Curr Opin Ophthalmol，2011，22（6）：508-516.

6. Kaçmaz RO，Kempen JH，Newcomb C，et al. Ocular inflammation in Behçet disease：incidence of ocular complications and of loss of visual acuity. Systemic Immunosuppressive Therapy for Eye Diseases Cohort Study Group. Am J Ophthalmol，2008，146（6）：828-836.

第九节　放射性视网膜病变

　　放射性视网膜病变是指人体接触放射线或放射治疗后发生的一类视网膜病变。在中国多见于眼部肿瘤或鼻咽癌的放射治疗后,虽然随着放射设备的改进和放射治疗技术的进步,治疗的靶向性明显提高,不良反应减少,但是疗效的提高使患者的生存时间逐渐延长,而最终表现出放射性视网膜病变的发病率增高。因为放射性视网膜病变的眼底改变与一些常见视网膜血管病变有相似之处,故临床易被忽视或误诊,又因目前没有统一规范的治疗方案,往往最终导致无法挽救的视力丧失。

一、病因

　　常因眼部或鼻咽部肿瘤接受放射治疗后而发生。放射性视网膜病变的发生和严重程度与放射剂量大小有关。通常 3500rad 被认为是安全剂量的上限,当放射剂量大于 6000rad 时有 50% 患者发生视网膜病变,7000~8000rad 则有 85%~95% 患者发生视网膜病变,且重复照射的病人病情远较单次照射的为重。此外放射性视网膜病变的发生还与放射布野、角度和个体敏感度有关。

二、病理改变

　　放疗用的钴 60 或其他放射性物质主要损害视网膜中的血管组织。其发病机理是血管内皮细胞和周细胞受损,管壁水肿、增厚,管腔闭塞。在组织学上,受累血管管壁增厚,透明样变性,管腔被一种 PAS 染色阴性的纤维组织所阻塞。视网膜血管受损的易感性各不相同,首先为局部的毛细血管,进而是分支小血管,严重者可累及主干血管。血管闭塞导致视网膜棉絮斑、无灌注区形成,诱导新生血管形成和玻璃样物质的沉积。

三、临床表现

　　发病有一定的潜伏期,多有不同程度的视力下降,眼底改变包括微血管瘤,视网膜血管白线(闭塞),视网膜浅层出血,视网膜棉絮斑和(或)硬性渗出(图 3-9-1)。视网膜色

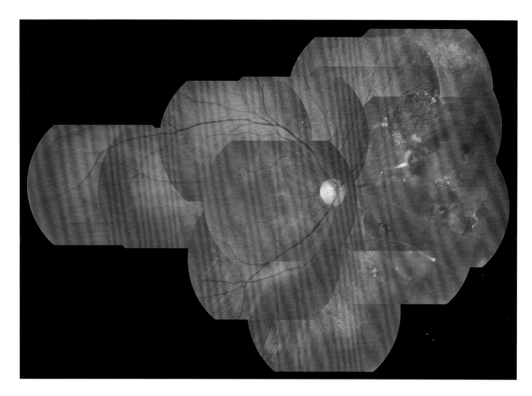

图 3-9-1　鼻咽癌患者放射治疗后右眼彩色眼底图像　显示鼻上、下支血管闭塞形成血
管白线,其周围较多出血、微血管瘤、棉絮斑及硬性渗出,少许新生血管形成

素上皮萎缩,色素沉着形成椒盐样外观。视盘水肿或萎缩。偶有视网膜静脉阻塞发生。
病变晚期新生血管形成,导致玻璃体积血、视网膜脱离及新生血管性青光眼。

四、荧光素眼底血管造影

荧光素眼底血管造影显示视网膜血管阻塞、扩张、荧光素渗漏、新生血管形成、棉絮
斑遮蔽背景荧光。黄斑部毛细血管闭塞形成局限的无灌注区,并可发生黄斑囊样水肿等。

五、诊断

依据详尽的病史及细致的临床检查,结合眼底荧光素血管造影等检查,排除心血
管、肝、肾以及内分泌系统的疾患,排除视网膜静脉周围炎、节段性视网膜动脉周围炎等
视网膜血管病变,即可诊断。

六、鉴别要点

主要依据是否存在放射治疗病史。另外,放射性视网膜病变的眼底表现主要为视网膜血管闭塞呈白线,视网膜黄白色渗出灶及出血较少,这与典型的 HIV/AIDS 的坏死性视网膜病灶有明显不同,但对于早期的 HIV/AIDS 的眼底改变还需要详细询问病史而得到正确的诊断。

七、治疗

可应用止血、营养、促进吸收等药物进行治疗。对于严重的病例,针对视网膜无灌注区及新生血管膜进行视网膜局部激光光凝术或全视网膜激光光凝术,从而改善视网膜缺氧缺血状态,使新生血管消退,有效控制病情,保护和提高患者视力。

(耿　爽)

参 考 文 献

1. Monroe AT, Bhandare N, Morris CG, et al. Preventing radiation retinopathy with hyperfractionation. Int J Radiat Oncol Biol Phys, 2005, 61 (3): 856-864.

2. Reichstein D. Current treatments and preventive strategies for radiation retinopathy. Curr Opin Ophthalmol, 2015, 26 (3): 157-166.

3. Wen JC, McCannel TA. Treatment of radiation retinopathy following plaque brachytherapy for choroidal melanoma. Curr Opin Ophthalmol, 2009, 20 (3): 200-204.

4. Finger PT, Mukkamala SK. Intravitreal anti-VEGF bevacizumab (Avastin) for external beam related radiation retinopathy. Eur J Ophthalmol, 2011, 21 (4): 446-451.

5. Giuliari GP, Sadaka A, Hinkle DM, et al. Current treatments for radiation retinopathy. Acta Oncol, 2011, 50 (1): 6-13.

6. Shields CL, Demirci H, Marr BP, et al. Intravitreal triamcinolone acetonide for acute radiation papillopathy. Retina, 2006, 26 (5): 537-544.

7. Singh AD, Pabon S, Aronow ME. Management of radiation maculopathy. Ophthalmic Res, 2012; 48 Suppl 1: 26-31.

第十节 眼内淋巴瘤

眼内淋巴瘤(intraocular lymphoma)临床表现多种多样,常表现为伪装综合征(masquerade syndrome),是一类能够引起葡萄膜炎表现但又是非炎症性疾病的眼病。应用常规方法治疗眼部炎症,炎症不能控制,病情持续加重,老年人要首先除外淋巴瘤。眼内淋巴瘤分为两类:一类是起源于中枢神经系统的淋巴瘤,初发于眼内时称为原发性眼内淋巴瘤,多为非霍奇金弥漫性大细胞型 B 细胞淋巴瘤;另一类是起源于中枢神经系统以外转移至眼内的淋巴瘤。

一、眼内淋巴瘤与 HIV/AIDS 鉴别诊断要点

(一) 病因

眼内淋巴瘤的发病原因尚不明确,可能与免疫抑制、病毒、环境因素、基因改变等有关。

HIV 病毒是 HIV 感染者和 AIDS 患者的致病原。

(二) 临床症状

眼内淋巴瘤多见于 60 岁以上的老年人,可首先出现眼部病变,亦可与中枢神经系统病变同时出现。眼部充血、疼痛,视力下降等。如果肿瘤累及中枢神经系统,可出现行为、意识的改变、四肢感觉异常或运动障碍等神经系统症状。

HIV/AIDS 患者可发生于任何年龄,早期可无任何症状,中晚期表现为发热,腹泻等类似感冒的症状。眼部可出现视力下降,甚至视力丧失。

(三) 前节表现

眼内淋巴瘤的患者最初和最主要的表现常为葡萄膜炎。前房炎症反应,角膜后沉着物和房水闪辉阳性。如癌细胞浸润致视网膜血管闭塞、缺血、虹膜红变而继发新生血管性青光眼;眼内肿瘤也可转移至眶部。

HIV/AIDS 患者在 AIDS 晚期出现轻微的前节炎症反应。

（四）眼底表现

眼内淋巴瘤患者玻璃体混浊,其内大量片状炎性细胞;神经视网膜层间或色素上皮下奶油状、黄色浸润病灶。病灶吸收后可见色素上皮层萎缩,视网膜下纤维变性,病灶呈白色,散在分布。也可出现血管炎改变,血管白鞘,视网膜血管阻塞。累及视神经时出现视盘充血、水肿。

AIDS 并发 CMV 性视网膜炎眼底表现为后极部或周边部黄白色坏死灶,视网膜血管炎伴出血,但玻璃体透明或反应轻微。

（五）辅助检查

磁共振成像（magnetic resonance imaging,MRI）与正电子发射型计算机断层显像（positron emission computed tomography,PET）可作为诊断淋巴瘤的重要辅助检查。

（六）病理学检查

取玻璃体液进行细胞学检查,手术中获取视网膜脉络膜标本进行组织学检查,对眼内淋巴瘤的诊断有确诊作用。

二、病例

（一）病例 1

患者靳某某,男性,65 岁,天津市人。因左眼视力下降 3 月余,伴眼红、黑影飘动。曾在当地医院诊断为病毒性视网膜病变,给予阿昔洛韦治疗,症状无好转,来北京协和医院眼科就诊,视力 右眼 1.0,左眼 NLP。左眼角膜后细小灰白性 KP,房水闪辉(+),晶状体混浊。眼底散瞳检查:左眼玻璃体混浊,视盘颞上方大片黄白色病灶,其上较多出血,颞下血管弓周围大片出血(图 3-10-1)。右眼前后节均正常。拟诊为 ARN,CMV 视网膜炎待除外。给予更昔洛韦 400mg 静脉点滴。11 天后患者视力:右眼 1.2,左眼 HM,右眼前节正常,左眼前节大致同前。眼底散瞳检查:双眼玻璃体混浊。左较右明显,右眼玻璃体混浊,视盘边界不清,其周围大片浓厚出血及黄白色病变区(图 3-10-2),左眼底视网膜脱离(图 3-10-3)。给予右眼更昔洛韦 400μg 玻璃体腔注药,左眼玻璃体切除联合硅油填充术。术后视力:右眼 0.2,左眼 0.05。全科会诊,患者治疗效果不佳,考虑需要除外淋巴瘤,行头颅增强 MRI,结果阴性。2 个月后右眼病情进展,出现视网膜脱离。给予

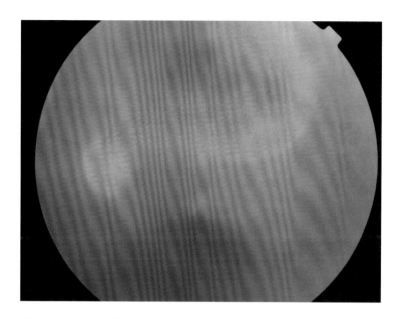

图 3-10-1 病例 1 左眼眼内淋巴瘤彩色眼底图像 显示玻璃体混浊,视盘颞上方大片黄白色病灶,其上较多出血,颞下血管弓周围大片出血

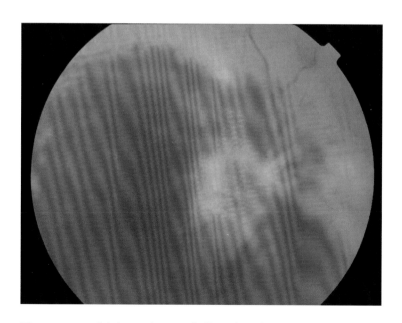

图 3-10-2 病例 1 右眼眼内淋巴瘤彩色眼底图像 显示玻璃体混浊,视盘边界不清,其周围大片浓厚出血及黄白色病变区

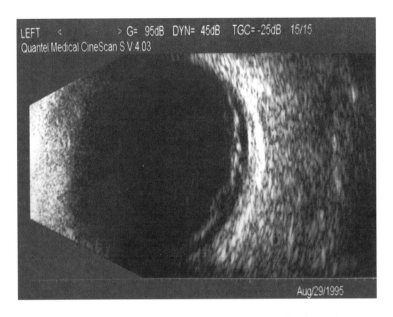

图 3-10-3　病例 1　左眼眼内淋巴瘤 B 型超声图像　显示视网膜脱离

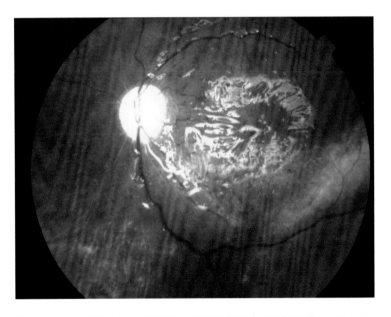

图 3-10-4　病例 1　左眼眼内淋巴瘤彩色眼底图像　显示视网膜在位,黄白色病灶大部分消退(硅油下)

右眼玻璃体切除联合硅油填充术,术后视网膜在位,右眼病情稳定,左眼坏死区逐渐消退(图3-10-4)。4个月后出现肢体障碍,再次行头颅 MRI 和 PET,显示颅内多发淋巴瘤,确诊为眼内 - 中枢神经系统淋巴瘤。

关键词 玻璃体混浊;后极部视网膜下黄白色病灶;眼底较多出血

(二)病例 2

患者任某某,男性,38 岁,太原市人。右眼前黑影及视物模糊两年,加重 1 月余。于 2015 年 4 月 22 日来北京协和医院眼科就诊。既往 2014 年 4 月因左眼视力下降曾在外院诊断为"葡萄膜炎,玻璃体积血",给予泼尼松龙及环孢素等治疗。曾行玻璃体切除术,术中抽取玻璃体标本查细胞、真菌均阴性。

北京协和医院眼科检查,视力:右眼 0.01,左眼 0.25,双眼前节炎性反应(图 3-10-5),右眼玻璃体积血,眼底模糊(图 3-10-6)。B 型超声显示:右眼玻璃体积血,视网膜脱离,局部球壁凸起。诊断为"右眼玻璃体积血;视网膜脱离;眼内淋巴瘤待除外;Terson 综合征待除外"。2015 年给予右眼玻璃体切除术,术中可见后极部视网膜下黄色实体肿块及较多出血(图 3-10-7)。术中吸取房水及玻璃体液,进行房水细胞因子检测 IL-10/IL-6>1。术后行 OCT 检查,后极部视网膜神经上皮下高反射信号团块影,神经上皮层内结节状高反射信号(图 3-10-8)。玻璃体液行流式细胞分析、基因重排,PET/CT 均支持诊断右眼眼内非霍奇金淋巴瘤(弥漫大 B 性)(图 3-10-9)。

关键词 角膜后灰白 KP;玻璃体积血;视网膜下黄色实体肿块

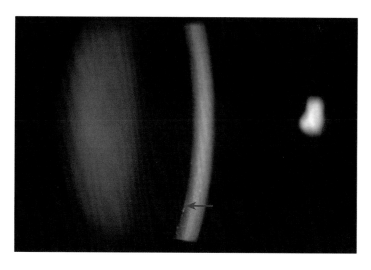

图 3-10-5 病例 2 右眼眼内淋巴瘤治疗前彩色前节图像 显示角膜后可见灰白色 KP(红色箭头)

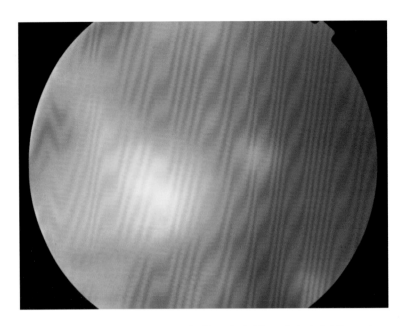

图 3-10-6　病例 2　右眼眼内淋巴瘤术前眼底彩色图像　显示
玻璃体积血,眼底模糊

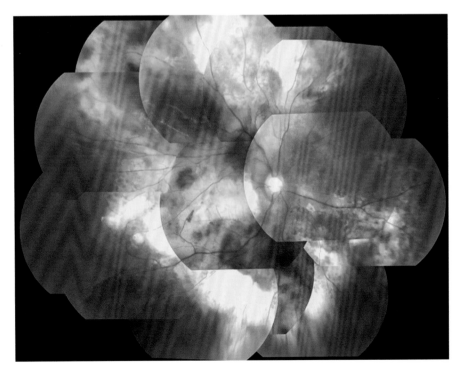

图 3-10-7　病例 2　右眼眼内淋巴瘤术后眼底彩色图像　显示后极部视
网膜下黄色实体肿块及较多出血

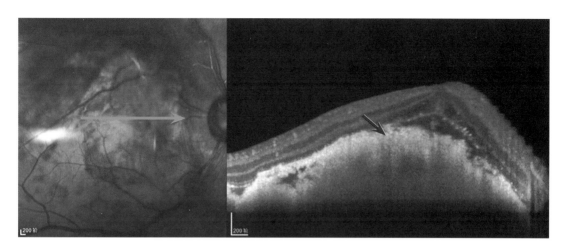

图 3-10-8 病例 2 右眼眼内淋巴瘤术后 OCT 图像 显示后极部视网膜神经上皮隆起显著,其下高反射信号团块影(红色箭头),神经上皮层内散在结节状高反射信号

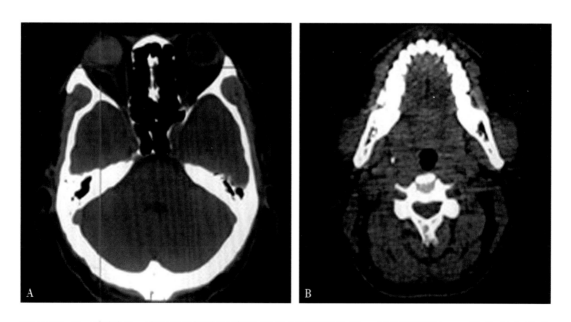

图 3-10-9 病例 2 右眼眼内淋巴瘤患者 PET/CT(头颅 + 躯干)图像 A 图显示右眼底颞侧代谢轻度增高区,符合眼淋巴瘤表现 B 图显示双侧颌下、上颈深部及颈根部多发小淋巴结

（三）病例 3

患者孟某,男性,22 岁,吉林人。2007 年 12 月 15 日因右眼视力下降 10 余天就诊于北京协和医院眼科。眼科检查:视力:右眼 0.05,左眼 1.0。眼压;双眼 15mmHg。双眼前节大致正常。双眼底(散瞳):右眼玻璃体积血,眼底不能窥入(图 3-10-10);左眼底大致正常。B 型超声波显示:右眼玻璃体积血(图 3-10-11)。给予右眼玻璃体切除术。术后右眼视力恢复至 1.0,视网膜在位,视盘周围残留膜状物(图 3-10-12)。行头颅 MRI 检查,除外了 Terson's 综合征。

2010 年 3 月 1 日患者出现喷射性呕吐,行头颅增强 MRI 检查,显示 T1WI 水平位颅内多个椭圆形大小不等的高信号病灶(图 3-10-13)。病灶部位行穿刺活检,确诊为颅内多发淋巴瘤,给予全身化疗。治疗后颅内多发性病灶全部消失(图 3-10-14)。

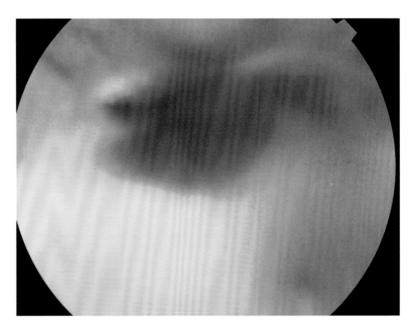

图 3-10-10　病例 3　右眼彩色眼底像　玻璃体积血,眼底不能窥入

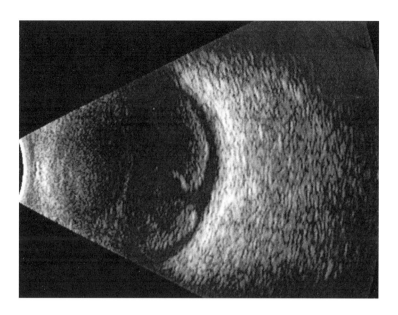

图 3-10-11 病例 3 右眼 B 型超声波图像 玻璃体混浊,积血,玻璃体后脱离

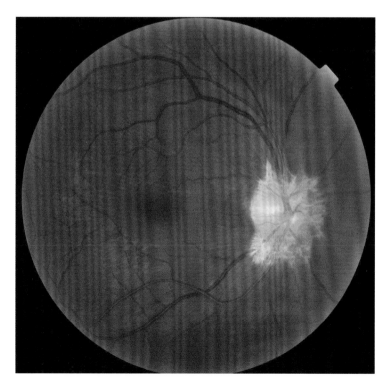

图 3-10-12 病例 3 右眼玻璃体切除术后彩色眼底像 显示视网膜在位,视盘周围残留膜状物

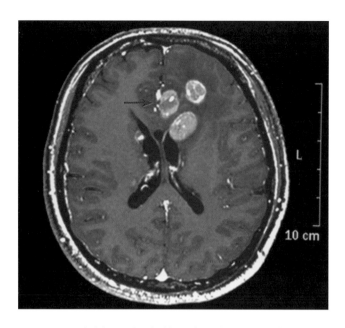

图 3-10-13　病例 3　颅内淋巴瘤患者治疗前头颅 MRI 增
强图像　显示治疗前 T1WI 水平位颅内多个椭
圆形大小不等的高信号病灶（红色箭头）

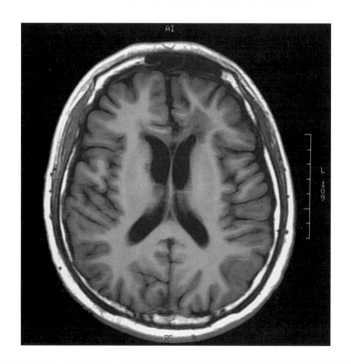

图 3-10-14　病例 3　颅内淋巴瘤患者治疗后头颅 MRI 图
像　显示治疗后 T1WI 水平位颅内多发性病灶消失

2012 年 11 月 22 日患者出现左眼视力下降,于当地医院诊断"左眼白内障,玻璃体积血",左眼视力:指数。行左眼白内障摘除、玻璃体切除联合人工晶状体植入术,术后视力恢复至 0.6。2013 年 3 月 26 日因左眼视力再次下降,伴高眼压来北京协和医院眼科就诊,视力:右眼 1.2,左眼 0.1,眼压:右眼 21mmHg 左眼 30mmHg。左眼角膜透明,下方中等大小灰白 KP(+),房水闪辉(+),浮游体(+)(图 3-10-15)。左眼玻璃体混浊,下方视网膜表面多个颗粒状白色团块,余正常。B 型超声波示:玻璃体炎性混浊,视网膜表面较多团块影(图 3-10-16)。给予左眼诊断性玻璃体切除术,术中切取玻璃体液及视网膜表面黄白色渗出物,眼底大致正常。术后左眼视力提高至 0.8,眼压恢复正常。复查 B 型超声波示:玻璃体腔内少许点状混浊(图 3-10-17)。病理报告:多量核异形细胞形态和颅内肿瘤细胞相似,考虑异形淋巴细胞与颅内细胞同源。玻璃体液行流式细胞学检测,结果支持非霍奇金淋巴瘤眼内复发。寻找淋巴瘤部位,行 UBM 检查:发现左眼 2 点 ~5 点位,7 点 ~11 点位睫状体平部团块影,360° 玻璃体膜状回声部分与睫状体相连。确诊为:睫状体非霍奇金淋巴瘤(B 细胞)。给予左眼局部放疗,复查 UBM:左眼睫状体平坦部团块影消退(图 3-10-18)。

关键词 玻璃体积血;头颅 MRI;颅内淋巴瘤;UBM;睫状体非霍奇金淋巴瘤;化疗

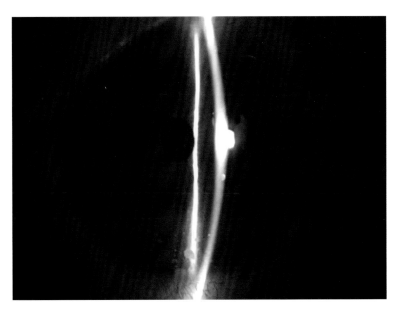

图 3-10-15 病例 3 左眼睫状体非霍奇金淋巴瘤治疗前彩色前节图像 显示裂隙灯下角膜透明,下方中等大小灰白 KP(+),房水闪辉(+),浮游体(+)

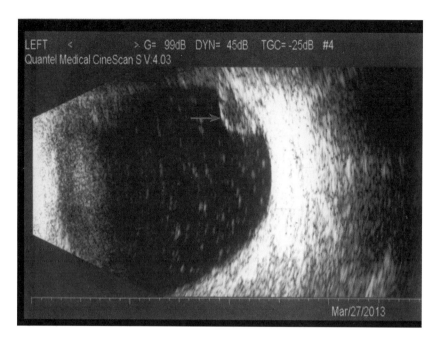

图 3-10-16　病例 3　左眼睫状体非霍奇金淋巴瘤术前 B 型超声图像　显示玻璃体腔内可见大量点状混浊,鼻下方周边部可见增殖物(红色箭头)

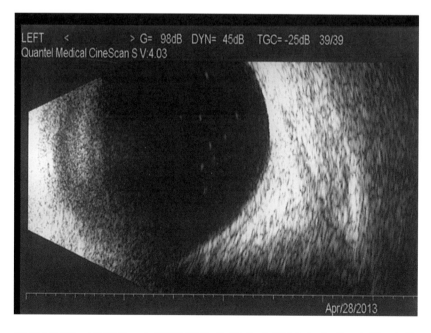

图 3-10-17　病例 3　左眼睫状体非霍奇金淋巴瘤术后 B 型超声图像　显示诊断性玻璃体切除术后玻璃体腔内少许点状混浊

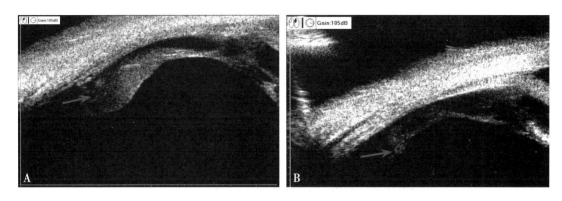

图 3-10-18 **病例 3** **左眼睫状体非霍奇金淋巴瘤患者治疗前后 UBM 图像** A 图为治
疗前,显示 3 点位睫状体平部团块影,膜状回声部分与睫状体相连 . B 图为
治疗后,显示 3 点位睫状体平坦部团块影消退,虹膜后睫状体渗出膜明显缩小

（徐海燕　李孟达）

参 考 文 献

1. Mengda Li, Chan Zhao, Junjie Ye, et al. A case of primary central nervous system lymphoma with ciliary body involvement. Chinese Medical Journal, 2016, 129 (10): 1246-1248.

2. 李孟达, 叶俊杰 . 原发性眼内淋巴瘤的研究进展 . 中华眼科杂志, 2015, 51 (10): 795-800.

3. Matsuoka M, Yoshida H, Kinoshita Y, et al. Two cases of intraocular lymphoma diagnosed by analyses of vitreous and infusion fluid. Clin Ophthalmol, 2013, 7: 691-694.

4. Chan CC, Sen HN. Current concepts in diagnosing and managing primaryvitreoretinal (intraocular) lymphoma. Discov Med, 2013, 15: 93-100.

5. Davis JL. Intraocular lymphoma: a clinical perspective. Eye (Lond), 2013, 27: 153-162.

6. Geng S, Ye JJ, Zhao JL, et al. Cytomegalovirus retinitis associated with acquired immun-odeficiency syndrome. Chinese Medical Journal, 2011, 124 (8): 1134-1138.

7. 李娟娟, 张军军 . 眼内淋巴瘤 . 国际眼科杂志, 2005, 5: 1235-1238.

第**4**章
免疫重建炎症综合征的眼部病变

Atlas of HIV/AIDS Fundus Diseases

免疫重建炎症综合征（immune reconstitution inflammatory syndrome，IRIS）是人类免疫缺陷病毒（human immunodeficiency virus，HIV）感染者及艾滋病患者（acquired immune deficiency syndrome，AIDS）在接受高效抗反转录病毒治疗（highly active antiretroviral therapy，HAART））后，机体免疫功能恢复时期出现的一类疾病。临床表现为已有疾病的恶化或出现新发疾病，甚至引起死亡。眼免疫重建炎症综合征（ocular immune reconstitution inflammatory syndrome）多由于巨细胞病毒所致，为 AIDS 合并巨细胞病毒性（cytomegalovirus，CMV）视网膜炎患者接受 HAART 治疗后，随着 $CD4^+$ T 淋巴细胞计数的升高而出现的一系列眼部炎症并发症。关于眼 IRIS 发病率报道差异较大，约为 0.109~0.83/ 人 / 年，美国国立眼科研究所统计显示眼 IRIS 的发生率为40%。笔者回顾性分析 1997 年 4 月至 2012 年 12 月经北京协和医院感染科确诊的 AIDS 患者 372 例，并发 CMV 性视网膜炎 53 只眼（33 例患者），其中 16 只眼（10 例患者）在 HAART 后出现了眼 IRIS，发生率为 2.2%。其中男性 9 人，女性 1 人。年龄 24~57 岁，平均 39±2.4 岁。

一、病因

结核分枝杆菌、巨细胞病毒、乙型肝炎和丙型肝炎、隐球菌是常见的导致 IRIS 的病原体。眼部 IRIS 则多由于巨细胞病毒所致，为 AIDS 合并 CMV 视网膜炎患者接受 HAART 治疗后随着 $CD4^+$ T 淋巴细胞计数的升高而出现的一系列眼部炎症并发症，其他少见感染比如非典型分枝杆菌感染也可导致眼部 IRIS。

二、临床表现

眼 IRIS 的临床症状常见视力下降,眼前漂浮物,严重者可丧失视力。眼部主要表现为玻璃体炎及虹膜睫状体炎,也可表现为并发性白内障、视乳头炎、囊样黄斑水肿(cystoid macular edema,CME)、黄斑前膜、黄斑孔、视网膜新生血管、视网膜坏死病灶、伴或不伴视网膜出血及视网膜脱离等。

三、辅助检查

应用相干光断层扫描(optical coherence tomography,OCT),FFA 可对黄斑水肿提供客观而量化的评价。OCT 显示:眼 IRIS 的黄斑水肿可表现为弥漫性黄斑水肿,黄斑囊样水肿和浆液性视网膜脱离三种类型,亦可观察治疗前后黄斑水肿的情况。FFA:可显示直接或间接检眼镜无法检出的黄斑水肿。

四、诊断要点

目前对于眼 IRIS 的诊断没有统一的标准,大多数的诊断都基于临床症状。AIDS 并发 CMV 性视网膜炎的患者接受 HAART 治疗,机体免疫重建后出现新的或加重的眼内炎症表现,即 $CD4^+$ T 淋巴细胞计数升高至 $100/mm^3$ 以上,出现逐渐加重的玻璃体炎,黄斑水肿、视网膜前膜或视网膜新生血管形成,视网膜坏死病灶,伴或不伴视网膜出血,可做出眼 IRIS 的诊断。

对于诊断困难的眼 IRIS 患者,必要时对房水或玻璃体液进行聚合酶链反应(polymerase chain reaction,PCR)可以排除混合性感染所致的葡萄膜炎。

五、危险因素

临床观察发现并不是所有处于免疫恢复期的患者都会发生眼 IRIS,即使发生眼 IRIS 其炎症反应程度也大有不同,这提示机体可能存在基因或其他因素的影响。除了自身免疫机制重建之外,眼 IRIS 的危险因素还包括在开始接受 HAART 治疗时机体极低的 $CD4^+$ T 淋巴细胞($<50/mm^3$),大片的视网膜病灶(25%~30% 或更多),人类白细胞抗原 -8-18(HLA-8-18)被认为是发生眼 IRIS 的基因因素。

六、治疗

(一) 药物治疗

球侧或玻璃体腔注射曲安奈德可有效控制眼 IRIS 所致的黄斑水肿及视力下降。由于免疫反应针对眼部组织存在的 CMV 病毒抗原。持续地、有针对性地进行抗 CMV 治疗有利于控制眼 IRIS,保护患者视力。口服更昔洛韦 900mg/天,可减轻黄斑水肿,提高视力。

(二) 手术治疗

合并白内障、视网膜新生血管、增殖性玻璃体视网膜病变、黄斑前膜的患者可行手术治疗。由于术后容易出现持续的慢性炎症反应,因而可给予长时间的激素治疗用来控制手术所致的炎症反应。

眼 IRIS 是全身 IRIS 临床表现的一部分,通常出现于患者免疫重建晚期,同时对于合并 CMV 视网膜炎患者进行 HAART 治疗评估发生眼 IRIS 的风险,正确的诊断有助于评估患者全身状况,给予全身 HAART 治疗的同时,对于累及后节的病人给予局部治疗,可避免患眼视力进一步恶化,因此提高对眼 IRIS 的诊断治疗能力是至关重要的。

七、病例

(一) 病例 1

患者陈某某,男性,37 岁,北京市人。2008 年 1 月因"吞咽困难"行胃镜检查前发现 HIV-Ab(+),CD4$^+$ T 淋巴细胞计数 50/mm^3,诊断为:"AIDS,食道念珠菌感染"。接受 HAART 治疗后 CD4$^+$ T 淋巴细胞计数升高至 300/mm^3。2008 年 6 月 2 日右眼视物模糊,眼前黑影飘动,外院诊断"葡萄膜炎,ARN 待除外",给予更昔洛韦,阿昔洛韦静脉输液,曲安奈德 20mg 半球后注射,泼尼松 55mg 口服 qd 治疗,病情无改善。于 2008-7-23 北京协和医院感染科及眼科就诊。眼部检查,视力:右眼 0.3,左眼 1.0。右眼角膜尘埃状 KP(+++),浮游体(++),房水闪辉(+),玻璃体重度混浊,玻璃体炎,隐约可见视盘及视网膜渗出(图 4-0-1)。B 型超声波检查示:右眼玻璃体腔内中低强度回声,玻璃体混浊(图 4-0-2)。左眼前节及眼底均正常。诊断为"右眼 IRIS;AIDS"。

关键词　免疫重建炎症综合征;玻璃体混浊;玻璃体炎

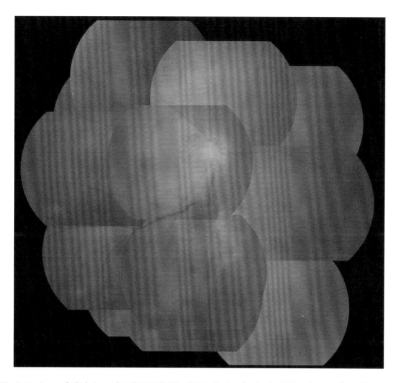

图 4-0-1 病例 1 免疫重建炎症综合征患者右眼彩色眼底图像 显示右眼玻璃体混浊,隐约可见视乳头,视网膜隐约可见渗出

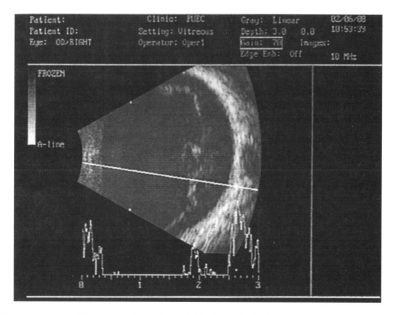

图 4-0-2 病例 1 免疫重建炎症综合征患者右眼眼部 B 型超声波图像 显示右眼玻璃体腔内中低强度回声,玻璃体混浊

（二）病例 2

患者汪某某，男性，39 岁，河南省人。既往有卖血史，曾诊断为 AIDS 并发 CMV 性视网膜炎（图 4-0-3），CD4$^+$ T 淋巴细胞 36/mm^3，经 HAART 治疗后 CD4$^+$ T 淋巴细胞上升至 246/mm^3，血浆 HIV 载量转为阴性，左眼视力从 0.2 提高至 0.3，眼底病变消退（图 4-0-4）。但是随着患者免疫功能重建，左眼出现了虹睫炎（图 4-0-5），并发性白内障（图 4-0-6），玻璃体炎，眼底模糊不能窥清（图 4-0-7）。左眼视力下降至 0.1。

关键词　免疫重建炎症综合征；角膜灰白色羊脂状 KP；视网膜黄白色病损；治疗后 CD4$^+$ T 淋巴细胞升高；病变消退；玻璃体炎

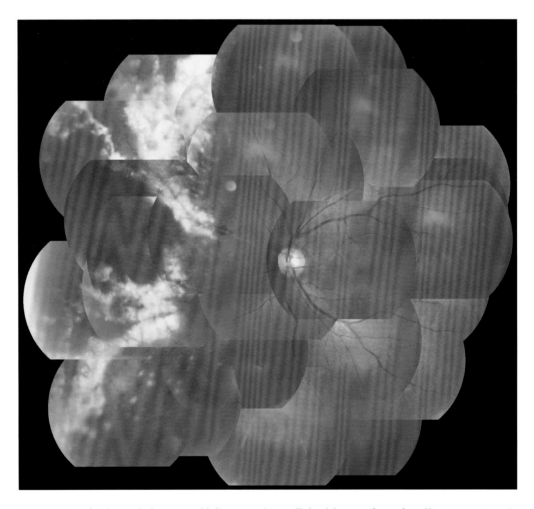

图 4-0-3　病例 2　患者 AIDS 并发 CMV 视网膜炎时左眼彩色眼底图像　显示左眼鼻侧及周边部浓厚黄白色病损，其上有小片状出血，边缘有不规则黄白色颗粒

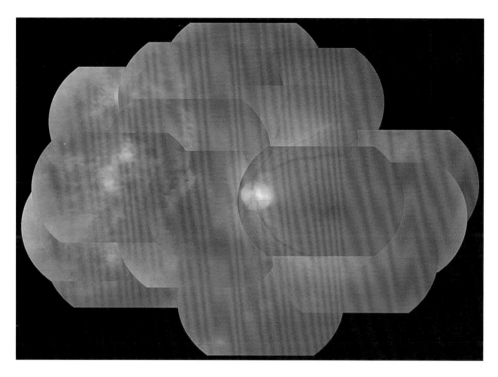

图 4-0-4　病例 2　患者经 HAART 治疗后左眼彩色眼底图像　显示左眼鼻侧及周边部病变消退

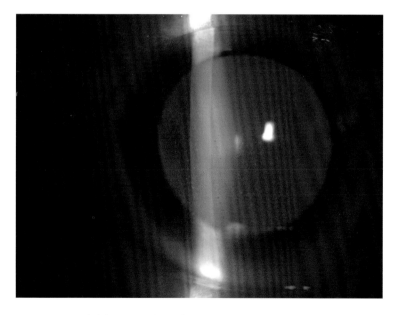

图 4-0-5　病例 2　免疫重建炎症综合征患者左眼前节裂隙灯显微镜图像　显示角膜后中等大小灰白色羊脂状 KP

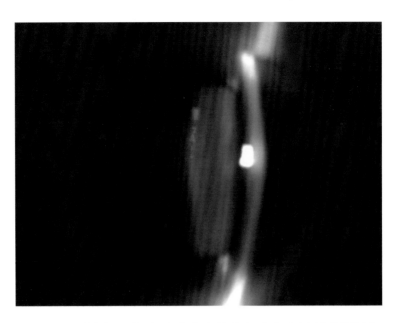

图 4-0-6 病例 2 免疫重建炎症综合征患者左眼前节裂隙灯显微镜图像 显示左眼晶状体轻度混浊，并发性白内障

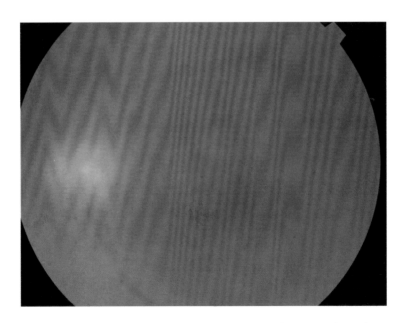

图 4-0-7 病例 2 免疫重建炎症综合征患者左眼彩色眼底图像 显示玻璃体混浊明显，隐约可见视乳头及视网膜血管

（三）病例 3

患者刘某某,男性,52 岁,河南省人。既往有输血史,HIV（+）,CD4$^+$ T 淋巴细胞 36/mm^3,经 HAART 治疗后 CD4$^+$ T 淋巴细胞上升至 470/mm^3,血浆 HIV 载量转为阴性。查体:右眼视力 0.3,左眼无光感。左眼虹膜后粘连,晶状体混浊,并发性白内障(图 4-0-8)。右眼黄斑放射状皱褶,金箔样反光,周边部陈旧性病变区(图 4-0-9)。OCT 显示右眼黄斑前膜,继发性黄斑水肿(图 4-0-10)。B 型超声波显示黄斑局部水肿(图 4-0-11)。诊断为"双眼 IRIS,右眼 CMV 视网膜炎静止期,右眼黄斑前膜,左眼虹睫炎,左眼并发性白内障"。

关键词　免疫重建炎症综合征;虹睫炎;并发性白内障;陈旧性病变区;OCT;黄斑前膜;黄斑水肿

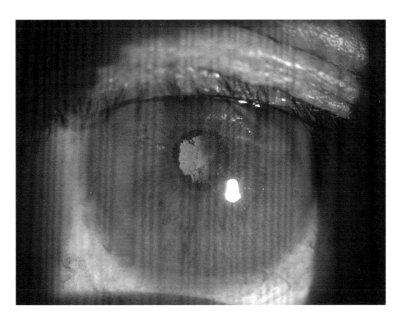

图 4-0-8　病例 3　免疫重建炎症综合征患者左眼前节彩色图像　显示虹膜后粘连,晶状体混浊,并发性白内障

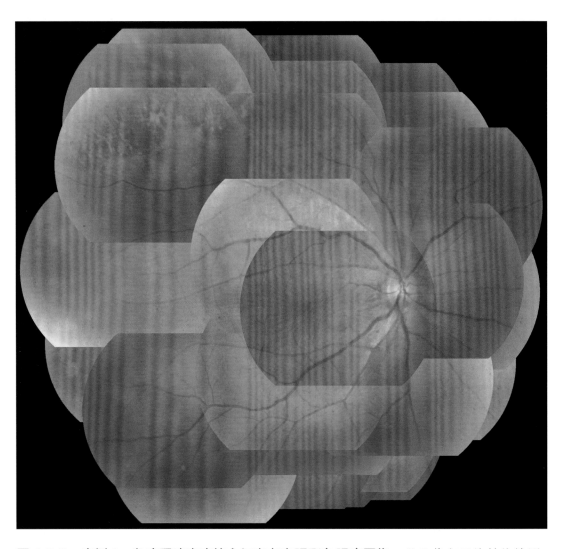

图 4-0-9　病例 3　免疫重建炎症综合征患者右眼彩色眼底图像　显示黄斑区放射状皱褶，颞上周边部陈旧性病变区

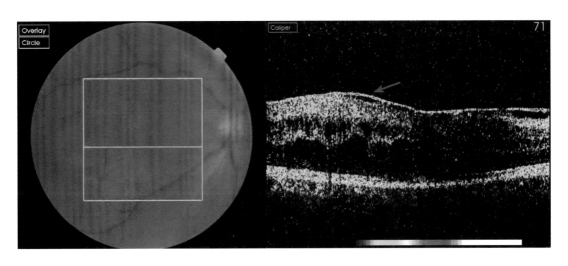

图 4-0-10　病例 3　免疫重建炎症综合征患者右眼 OCT 图像　显示黄斑前膜(红色箭头),黄斑水肿

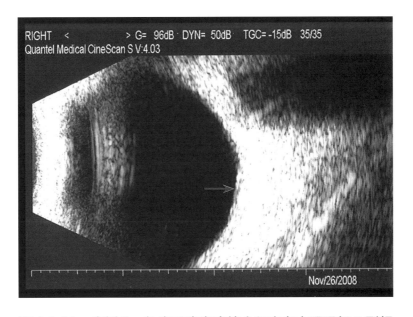

图 4-0-11　病例 3　免疫重建炎症综合征患者右眼眼部 B 型超声波图像　显示黄斑局部水肿(红色箭头)

（四）病例 4

患者路某,女性,29 岁,河南省人。既往有烧伤后输血史,曾诊断为右眼 AIDS 并发 CMV 视网膜炎,CD4+ T 淋巴细胞 23/mm³,经 HAART 后 CD4+ T 淋巴细胞升至 300/mm³,血浆 HIV 载量下降并维持阴性后右眼出现晶状体混浊,前节炎症反应(图 4-0-12)。B 型超声波显示右眼玻璃体机化膜及视网膜脱离(图 4-0-13)。诊断为右眼 IRIS,并发性白内障,虹睫炎,增殖性玻璃体视网膜病变及视网膜脱离。

关键词　免疫重建炎症综合征;虹膜后粘连;并发性白内障;B 型超声波检查;机化膜;视网膜脱离

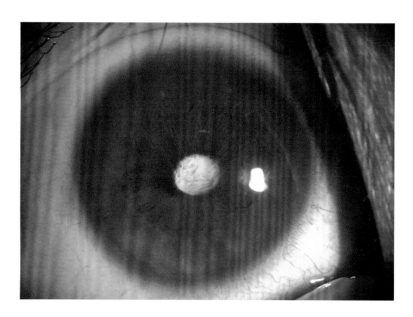

图 4-0-12　病例 4　免疫重建炎症综合征患者右眼前节彩色图像　显示虹膜环形后粘连,晶状体瓷白色混浊,并发性白内障

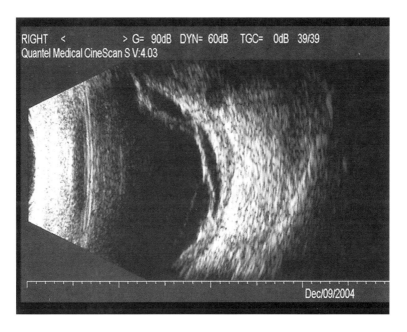

图 4-0-13 病例 4 免疫重建炎症综合征患者右眼眼部 B 型超声波图像 显示视网膜前机化膜,视网膜脱离

(五) 病例 5

患者喻某,男性,38 岁,既往输血史,诊断为左眼 AIDS 并发 CMV 性视网膜炎,$CD4^+$ T 淋巴细胞 $8/mm^3$,经 HAART 治疗后 $CD4^+$ T 淋巴细胞上升至 $215/mm^3$,血浆 HIV 载量转为阴性,发生了左眼视网膜脱离(图 4-0-14)。

关键词 免疫重建炎症综合征;视网膜脱离

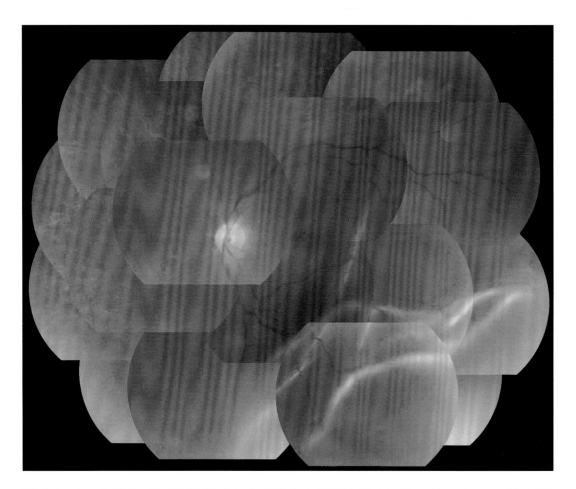

图 4-0-14　病例 5　免疫重建炎症综合征患者左眼彩色眼底图像 *显示左眼颞下视网膜脱离*

（六）病例 6

患者苑某某,男性,46 岁,既往有输血史,CD4+ T 淋巴细胞 10/mm³,经 HAART 治疗后 CD4+ T 淋巴细胞上升至 260/mm³,血浆 HIV 载量转为阴性,免疫功能重建,但是出现双眼视力下降至手动,双眼视神经萎缩(图 4-0-15,图 4-0-16)。

关键词　免疫重建炎症综合征;视神经萎缩

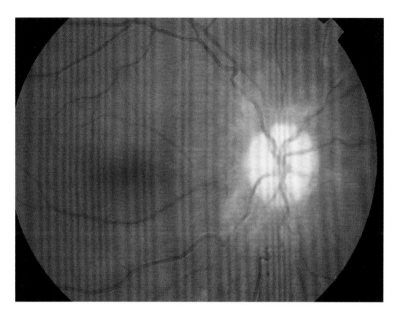

图 4-0-15　病例 6　免疫重建炎症综合征患者右眼彩色眼底
图像　显示视盘色浅淡，视神经萎缩

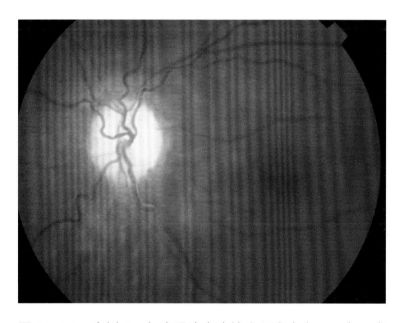

图 4-0-16　病例 6　免疫重建炎症综合征患者左眼彩色眼底
图像　显示视盘色浅淡，视神经萎缩

（耿爽　马楠）

参 考 文 献

1. 马楠,叶俊杰,李东辉,等.免疫重建炎症综合征的眼部病变.中华眼科杂志,2014,50 (8):593-597.

2. Guzak R,Rodman J,Pizzimenti J. Cystoid macular edema as a result of immune-recovery uveitis. Optom Vis Sci. 2011,Feb;88(2):E344-351.

3. Yoganathan K. Cystoid macular edema secondary to immune recovery uveitis in a man with cytomegalovirus retinitis and AIDS. Clin Ophthalmol. 2010,Oct5;4:1065-1067.

4. Hartigan-O'Connor DJ,Jacobson MA,Tan QX,et al. Development of cytomegalovirus(CMV) immune recovery uveitis is associated with Th17 cell depletion and poor systemic CMV-specific T cell responses. Clin Infect Dis. 2011,Feb 1;52(3):409-417.

5. 马楠,叶俊杰.眼免疫重建炎症综合征.中华眼科杂志,2016,52(2):150-153.

6. Schrier RD,Song MK,Smith IL,et al. Intraocular viral and immune pathogenesis of immune recovery uveitis in patients with healed cytomegalovirus retinitis. Retina. 2006,Feb;26(2): 165-169.

7. Sirimaharaj M,Robinson MR,Zhu M,et al. Intravitreal injection of triamcinolone acetonide for immune recovery uveitis. Retina. 2006,May-Jun;26(5):578-580.

8. Schiffer JT,Sterling TR. Timing of antiretroviral therapy initiation in tuberculosis patients with AIDS:a decision analysis. J Acquir Immune Defic Syndr. 2007,Feb 1;44(2): 229-234.

9. Monika M,Simon W,Robert C,et al. Immune reconstitution inflammatory syndrome in patients starting antiretroviral therapy for HIV infection:a systematic review and meta-analysis,The Lancet Infectious Diseases,Volume 10,Issue 4,April 2010,251-261.

10. Sharma SK,Dhooria S,Barwad P,et al. A study of TB-associated immune reconstitution inflammatory syndrome using the consensus case-definition. Indian J Med Res. 2010,Jun; 131:804-808.

11. AbdoolKSS,Naidoo K,Grobler A,et al. Integration of antiretroviral therapy with tuberculosis treatment. N Engl J Med. 2011,365:1492-1501.

12. BlancFX,SokT,Laureillard D,et al. Earlier versus later start of antiretroviral therapy in

HIV-infected adults with tuberculosis. N Engl J Med. 2011,365:1471-1481.

13. Cameron BA,Emerson CR,Workman C,et al. Alterations in immune function are associated with liver enzyme elevation in HIV and HCV co-infection after commencement of combination antiretroviral therapy. J Clin Immunol.2011,31:1079-1083.

第 5 章

HIV/梅毒双重感染

Atlas of HIV/AIDS Fundus Diseases

HIV/AIDS 是累及全身多系统的致死性疾病。梅毒(syphilis)是梅毒螺旋体引起的一种性传播或者血液传播为主的疾病,近年来我国发病率呈上升趋势。HIV/梅毒双重感染近年来才在临床出现,传播途径相似,其双重感染也日渐增多。二者相互影响,梅毒能显著提高 HIV 感染的风险,而 HIV 可以改变梅毒的自然病程。HIV 感染者合并梅毒感染的病程被认为较单纯梅毒者更为凶险。HIV/梅毒双重感染使眼部表现多样化,缺乏典型、特异性临床表现,误诊率高,治疗的失败率和复发率更高。

2006 年 10 月至 2016 年 3 月在北京协和医院眼科门诊就诊的 HIV/梅毒双重感染的患者 26 例,31 只眼出现眼部病变,双眼受累 13 人。其中梅毒性葡萄膜炎 14 只眼(45.2%),梅毒性视神经炎 2 只眼(6.5%),梅毒性脉络膜视网膜炎 6 只眼(19.4%),梅毒性玻璃体炎 11 只眼(35.5%),玻璃体积血 1 只眼(3.2%),视网膜脱离 1 只眼(3.2%)。

一、流行病学

世界各国在过去 10 年中报告的梅毒病例呈大幅上升的趋势。2009 年梅毒报告病例数在我国甲乙类传染病报告中居第三位。据联合国艾滋病规划署和世界卫生组织报告,自 HIV 在人群中传播被发现起,全球有近 6000 万人被感染。据我国 AIDS 疫情报告数据显示,截至 2011 年底,我国存活的 HIV 感染者和 AIDS 患者平均为 78 万人(62 万~94 万人),其中 AIDS 患者 15.4 万人(14.6 万~16.2 万人)。2011 年新发 HIV 感染者 4.8 万人,相关死亡者 2.5 万~3.1 万人,平均 2.8 万人。梅毒和 HIV 感染有着相似的流行趋势,这一相似的趋势反映出 HIV 和梅毒流行的相关性。研究报道 15.7% 梅毒患者合并 HIV 感染。一项回顾性研究表明,HIV/梅毒双重感染的患者平均年龄为 38.5 岁,96.9% 的患者为男性,多为男性同性恋人群(men who have sex with men,MSM),平均 CD4$^+$ T 淋巴细胞计数为 348/mm^3,17% 的患者 CD4$^+$ T 淋巴细胞计数 <200/mm^3。

二、病因

HIV 为一种反转录病毒,其基因组中只含有 RNA。HIV 可感染多种类型的人类细胞,主要的靶细胞是 CD4$^+$ T 淋巴细胞。当人体感染 HIV 后,CD4$^+$ T 淋巴细胞进行性减少,机体免疫功能显著下降,进入 AIDS 期,随之出现多种机会性感染及继发性恶性肿瘤。梅毒是梅毒螺旋体引起的一种慢性传染性疾病。分为先天性和获得性两大类。先天性梅毒是胎儿在胚胎期或产程中由母体感染,获得性梅毒是通过性接触或其他密切接触感染。

三、高危人群

全球报告的 HIV 感染者中,约有 3/4 是通过性传播的。而性传播也是梅毒的主要传播方式。梅毒感染相关的溃疡能够提高 HIV 感染风险,为 HIV 病毒提供了一个侵入门户。HIV 能够增加梅毒感染的风险,延长其自然病程和对标准化治疗的应答,HIV/ 梅毒双重感染的病情较单纯性梅毒者更为凶险。MSM 作为一个特殊的群体,是 HIV/ 梅毒双重感染的高危人群。

四、临床表现

HIV/ 梅毒双重感染患者眼部临床表现多不典型,可无任何症状,亦可出现视力下降、眼前漂浮物等。

五、眼部表现

HIV/ 梅毒双重感染的眼部表现多样,最常见的眼部表现是全葡萄膜炎,常双眼发病。前葡萄膜炎包括虹膜炎及虹膜睫状体炎;后葡萄膜炎包括玻璃体炎、视网膜炎、脉络膜炎、视网膜脉络膜炎、视网膜血管炎 / 静脉周围炎、视神经炎以及球后视神经炎等。在单纯梅毒性葡萄膜炎患者中,前葡萄膜炎占 71%~76%,后节受累较少见,仅占14%~21%。HIV/ 梅毒双重感染的患者,即使在 CD4$^+$ T 淋巴细胞计数较高的情况下后节病变亦明显增多。而在 HIV 抗体血清学检测阳性的梅毒性葡萄膜炎患者中,后葡萄膜炎多见于 CD4$^+$ T 淋巴细胞计数 <200/mm^3 的患者。

六、鉴别诊断

需要与急性视网膜坏死（acute retinal necrosis syndrome，ARN）、葡萄膜炎、视神经炎、视网膜血管炎等相鉴别。ARN 以多灶性周边部视网膜炎及闭塞性视网膜小动脉炎为诊断的主要特征。另外，对于原因不明的视神经炎、葡萄膜炎、玻璃体炎及视网膜炎，尤其是常规治疗效果欠佳、双眼先后或同时发病的患者，及时进行梅毒螺旋体和 HIV 抗体血清学检测，以便得出正确诊断。

七、实验室检查

临床上常用的实验室检查有梅毒血清学及 HIV 抗体血清学检测。但是在 HIV 感染人群中，梅毒血清学检测有时表现为滴度过高、过低或上下波动及阳性反应推迟，甚至是出现假阴性。因此，当临床表现提示有梅毒感染，但是梅毒血清学检测阴性或不准确时，可采用皮损活检，通过暗视野显微镜检查或聚合酶链反应（polymerase chain reaction，PCR）检测。另外，梅毒螺旋体血清试验也是必要的。高度怀疑神经梅毒时，可行腰椎穿刺行脑脊液检查。

八、治疗

首选与未感染 HIV 的梅毒患者相同的驱梅治疗方案。美国疾病控制与预防中心（centers for disease control and prevention，CDC）推荐的方案是苄星青霉素 G，240 万 U，肌注，每周 1 次，共 3 次。治疗后 6 个月临床和生物学有效率达 91%，少数也可出现神经梅毒。美国 CDC 推荐的神经梅毒治疗方案为水剂青霉素，每天 1800 万 ~2400 万 U，每 4 小时静脉给药 1 次，每次 300 万 ~400 万，连续输注 10~14 天。

目前仍缺乏根治 HIV 病毒的药物，高效联合抗反转录病毒治疗（HAART）是当前治疗艾滋病最有效的方法，但是不能彻底清除患者体内的 HIV 病毒，患者需长期用药。

对于存在前节炎性反应的患者，可局部滴用激素和散瞳眼液。对于发生视网膜脱离的患者，可在对因治疗的同时给予玻璃体切除术或视网膜复位术。

九、预后

对于梅毒感染,及时诊断治疗,预后良好。病变晚期,可出现视神经萎缩及视网膜萎缩,严重影响视力。目前抗 HIV 药物不能彻底清除患者体内的 HIV 病毒,需要终身用药,由此而带来的药物不良反应、依从性、耐药性及经济负担等成为了主要问题和治疗失败的主要原因。

十、病例

(一) 病例 1

患者王某某,男性,32 岁,河北省人。2013 年 2 月 20 日患者因恶心、呕吐及腹泻于当地医院拟行"胃镜检查",查血发现 HIV 阳性。2013 年 3 月 19 日在北京市疾控中心复诊确诊 HIV 阳性。2013 年 3 月 21 日来北京协和医院感染科就诊,检测 CD4$^+$ T 淋巴细胞 38/mm³,诊断为"AIDS,巨细胞病毒感染,真菌性食管炎",给予更昔洛韦和氟康唑治疗。追问病史,患者为男性同性恋。2013 年 4 月 23 日转诊至北京协和医院眼科,视力:双眼 1.0。左结膜下点状出血,余双前节及眼底正常。诊断为"双眼 HIV 视网膜病变;左结膜下出血"。2013 年 7 月 16 日患者因左眼视力下降半月余,右眼眼前絮状物漂浮 1 个月就诊于北京协和医院眼科,视力:右眼 1.2,左眼 0.15。双眼球结膜轻度混合性充血,左 > 右,右眼角膜后细小尘埃状 KP,房水闪辉(+),浮游体(+);左眼角膜后羊脂状 KP,房水闪辉(++),浮游体(++)(图 5-0-1),余双前节正常。右眼玻璃体轻度混浊,眼底正常。左眼玻璃体高度混浊(玻璃体炎),眼底不能窥入(图 5-0-2)。B 型超声波显示:左眼玻璃体炎性混浊明显(图 5-0-3)。检测梅毒快速血浆反应素(rapid plasma region,RPR)试验(+)、梅毒螺旋体血凝(treponema pallidum hemagglutination,TPHA)试验(+)。诊断为"右眼梅毒性前葡萄膜炎;左眼玻璃体炎、梅毒性全葡萄膜炎"。给予 1% 百力特及复方托吡卡胺眼液滴双眼。转感染科驱梅治疗。

关键词　HIV/梅毒双重感染;角膜后羊脂状 KP;玻璃体炎

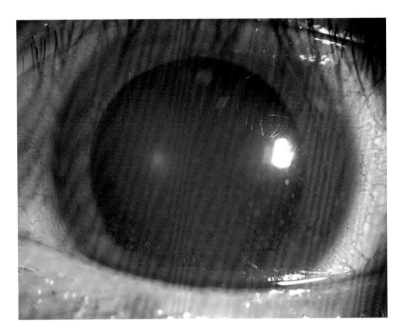

图 5-0-1　病例 1　HIV/ 梅毒双重感染患者左眼前节图像　显
示角膜后较多羊脂状 KP,房水闪辉(++)

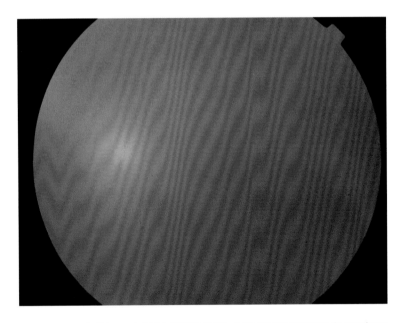

图 5-0-2　病例 1　HIV/ 梅毒双重感染患者左眼彩色眼底图
像　显示玻璃体炎性混浊,眼底模糊仅见视盘

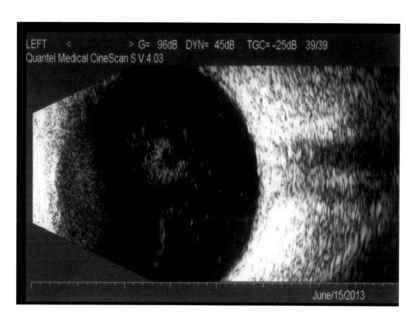

图 5-0-3　病例 1　HIV/ 梅毒双重感染患者左眼 B 型超声波图像　显示玻璃体炎性混浊明显

(二) 病例 2

患者游某,男性,32 岁,北京市人。患者因双眼视力下降、眼红于 2013 年 1 月 6 日就诊于北京协和医院眼科,双眼底欠清,隐约见黄白色坏死区。诊断为"双眼玻璃体炎,双眼葡萄膜炎",给予大剂量糖皮质激素,眼部病变加重。2013 年 1 月 23 日患者双眼视力继续下降,再次就诊北京协和医院眼科,眼部情况:视力:右眼 0.12,左眼眼前光感。双眼球结膜轻度混合性充血,角膜后细小色素性 KP(+),房水闪辉(+),浮游体(+),左眼虹膜部分后粘连。双眼晶体轻度混浊。双眼玻璃体混浊,眼底欠清,隐约可见黄白色坏死区(图 5-0-4)。追问病史,为男性同性恋患者,检测 HBsAg(+)、RPR(+)、HIV(+),请感染科会诊,检测 $CD4^+$ T 淋巴细胞 22/mm³,HIV-Ab(+),诊断为"AIDS"。诊断为"HIV/ 梅毒双重感染;双眼 CMV 性视网膜炎;双眼梅毒性视网膜炎;双眼玻璃体炎;双眼并发性白内障",我科与感染科联合治疗。

关键词　HIV/ 梅毒双重感染;玻璃体炎性混浊;眼底黄白色坏死区

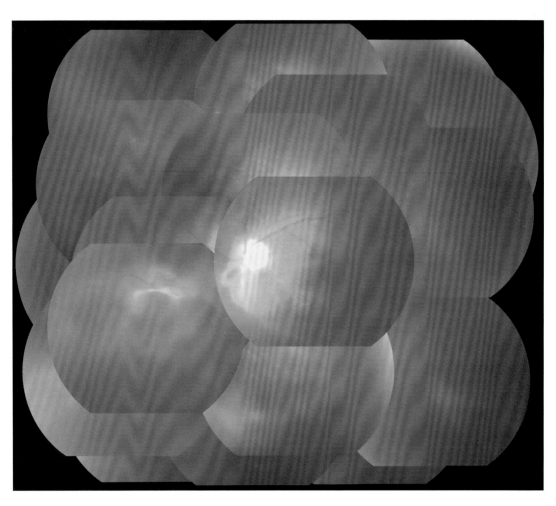

图 5-0-4 病例 2 HIV/ 梅毒双重感染患者左眼彩色眼底图像 显示玻璃体炎性混浊,模糊可见眼底黄白色坏死区

（三）病例 3

患者郑某某,男性,24 岁,山东省人。2010 年 5 月 4 日因右眼视力下降半年,在北京协和医院眼科就诊,眼部情况:最佳矫正视力:右眼 0.7,左眼 1.5。双眼前节正常。双眼玻璃体混浊,右 > 左。眼底:右眼玻璃体炎性混浊,颞上赤道部较多黄白色颗粒,颞下分支血管呈白线,鼻下视网膜前出血(图 5-0-5)。左眼眼底正常。诊断为"右眼葡萄膜炎",给予 0.1% 艾氟龙眼液及复方托吡卡胺眼液滴眼,视力有所提高,同时检测 RPR(+)、TPPA(+) 及 HIV(+),其中 HIV-Ab 已通过 CDC 确证为(+)。追问病史为性传播(异性)。请感染科会诊,检测 CD4[+] T 淋巴细胞 21/mm[3],确诊为"HIV 感染,AIDS,梅毒",给予静脉输入青霉素。眼科最后确诊为"HIV/ 梅毒双重感染;右眼梅毒性葡萄膜炎;屈光不正"。

关键词　HIV/ 梅毒双重感染;玻璃体炎性混浊;视网膜血管白线

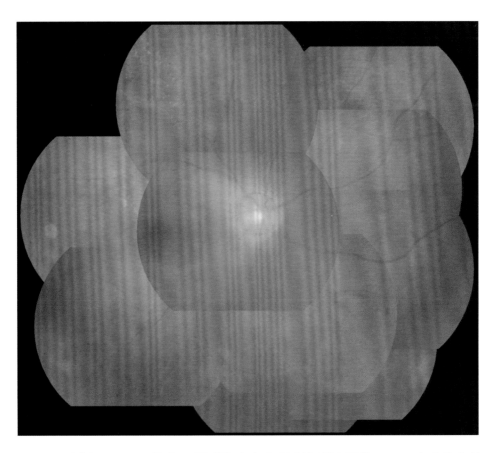

图 5-0-5　病例 3　HIV/ 梅毒双重感染患者右眼彩色眼底图像　显示玻璃体炎性混浊,颞上赤道部较多黄白色颗粒,颞下分支血管呈白线,鼻下视网膜前出血

（四）病例 4

患者刘某某，男性，40 岁，北京市人。患者因上呼吸道感染后，出现左眼视物模糊，渐进性加重 10 天，于 2006 年 10 月 10 日来北京协和医院眼科就诊，眼部情况：视力：右眼 1.0，左眼 0.01。左眼 RAPD（+），余双眼前节正常。左眼玻璃体混浊，眼底模糊，周边部黄白色病变区（图 5-0-6）；右眼周边部 360° 大小不等的黄白色病变区，其内部分血管白线（图 5-0-7）。视野：右眼视野向心性缩小，左眼几乎全盲（图 5-0-8）。VEP：双眼 P2 波潜伏期、振幅均正常。头颅 MRI：未见异常。结核菌素皮肤试验阴性。诊断为"双眼视神经病变；左眼视神经萎缩"。给予泼尼松 100mg、扩血管、营养视神经药物治疗，病情略有好转。2007 年 5 月中旬突发右眼视物模糊，视力：右眼 0.8，左眼 0.1。眼部表现大致同前，诊断与治疗同前，患者双眼视力仍然进行性下降。2007 年 6 月 12 日收入住院。视力：右眼 0.12，左眼眼前光感，光定位：右眼准确，左眼不准确。双眼结膜混合性充血，角膜后较多灰白细小 KP，前房闪光（+），浮游体（+），瞳孔药物性散大，瞳孔缘灰白色 Koeppe 结节。双眼眼底模糊，视乳头边界尚清，颜色苍白，后极部大致正常，周边部视网膜环状连续且稀薄的黄白色渗出病灶，病灶内部分血管呈白线状。复查视野：右眼中央及颞侧岛区，左眼鼻上极小透亮区。拟诊为"双眼急性视网膜坏死？双眼视神经炎？双眼视神经萎缩"，给予全身阿昔洛韦注射液、抗凝药，局部抗感染和散瞳治疗。入院后进行了相关病因学筛查，HIV 抗体（+），梅毒快速血浆反应素试验（+），CD4$^+$ T 淋巴细胞 650/mm^3。追问病史有冶游史，为异性传播。确诊为"HIV/梅毒双重感染；双眼梅毒性视神经炎；双眼梅毒性全葡萄膜炎；双眼玻璃体炎"。2007 年 6 月 19 日转入感染科，给予大剂量青霉素 G 静脉滴注治疗 3 周，出院后改为卞星青霉素肌内注射治疗（240 万 U，每周 1 次）。经青霉素治疗后，患者视力进行性好转。用药 1 周、2 周及 3 周复查时，散瞳下矫正视力分别提高至双眼眼前手动、双眼眼前指数、右眼 0.3 和左眼眼前指数。随诊过程中，双眼前后节活动性炎症包括视网膜的坏死灶完全消退，仅玻璃体轻度混浊。2008 年 4 月复查，矫正视力：右眼 0.8，左眼 0.25。双眼前节正常，玻璃体透明，视网膜坏死灶部位出现轻度的色素变动（图 5-0-9）。复查视野示：双眼视野均有好转（图 5-0-10）。2011 年 12 月 21 日末次随诊（4 年 6 个月），患者病情稳定，视力：右眼 0.9，左眼 0.25。双眼玻璃体透明，眼底清晰可见，周边部较多色素沉着（图 5-0-11）。

关键词　HIV/梅毒双重感染；玻璃体混浊；周边部黄白色病变区；色素沉着；视网膜血管白线；视野；驱梅治疗

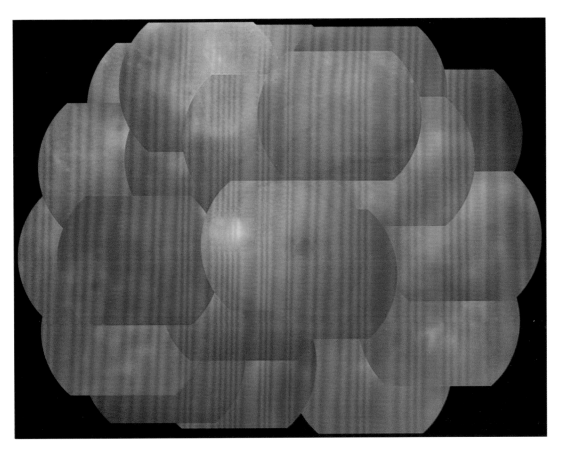

图 5-0-6　病例 4　HIV/梅毒双重感染患者左眼彩色眼底图像　显示玻璃体混浊,眼底模糊,周边部黄白色病变区,其内色素沉着

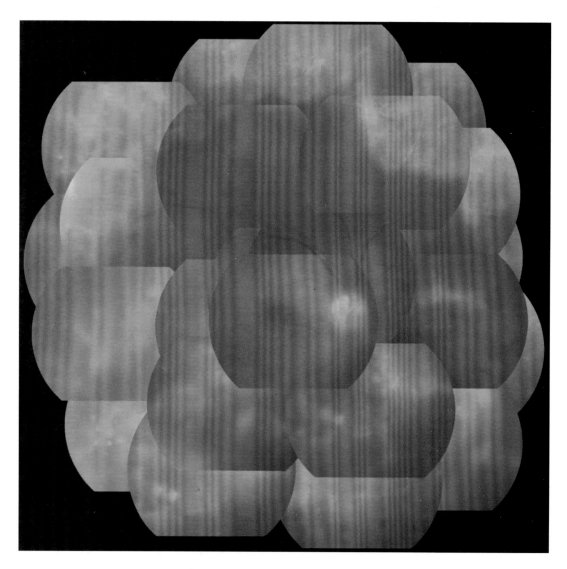

图 5-0-7　病例 4　HIV/梅毒双重感染患者右眼彩色眼底图像　显示周边部 360° 大小不等的黄白色病变区,其内部分血管白线

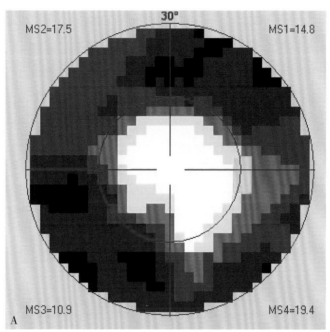

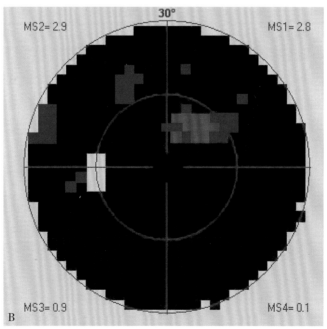

图 5-0-8　病例 4　HIV/ 梅毒双重感染患者双眼视野
图像　A 图显示右眼视野向心性缩小,B 图
显示左眼几乎全盲(Ⅲ号视标)

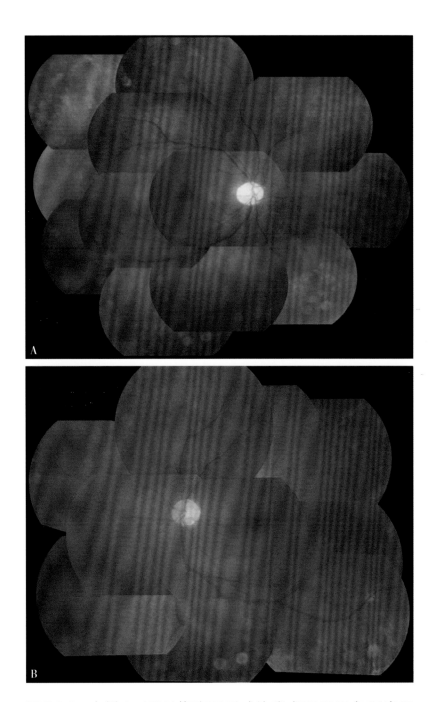

图 5-0-9　病例 4　HIV/梅毒双重感染患者双眼彩色眼底图像　A 图为右眼，B 图为左眼，均显示经过全身驱梅治疗，双眼玻璃体透明，视网膜坏死区消退，轻度色素变动

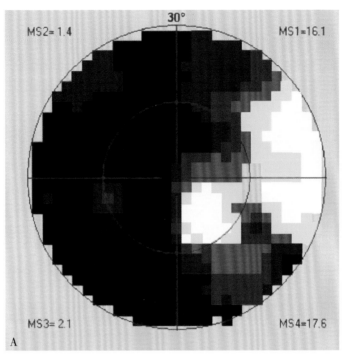

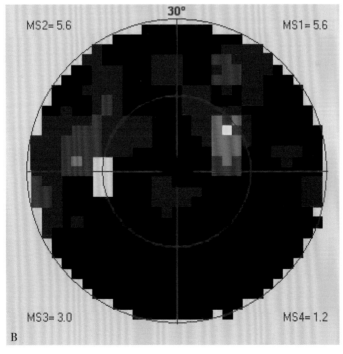

图 5-0-10　病例 4　HIV/ 梅毒双重感染患者双眼视野图
像　A 图为右眼,B 图为左眼,显示双眼视野
均有好转

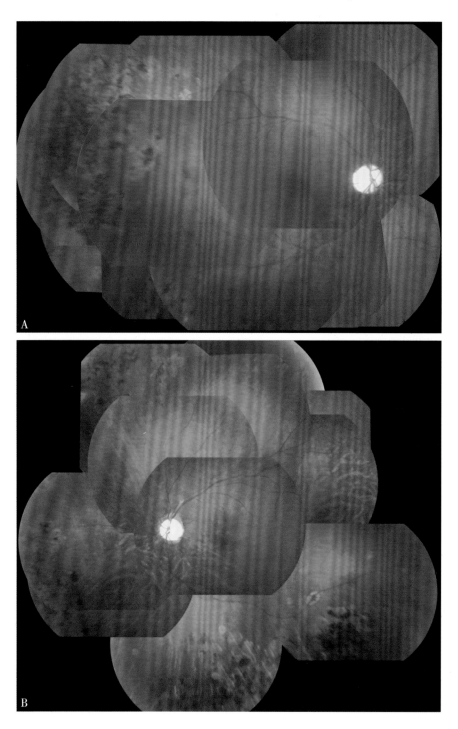

图 5-0-11　病例 4　HIV/ 梅毒双重感染患者双眼彩色眼底图像　A 图
为右眼,B 图为左眼,分别显示双眼玻璃体透明,眼底清晰可
见,周边部较多色素沉着

(五) 病例 5

患者李某某,男性,48 岁,北京市人。患者左眼视力下降 1.5 个月,伴眼红、疼,当地医院诊断为"左眼急性虹睫炎"。曾给予左眼泼尼松龙眼液、典必殊眼液、托吡卡胺眼液局部治疗,病情不能控制,左眼出现前房积脓,房水闪辉(++),KP(++),玻璃体絮状混浊,视盘模糊,诊断为:左眼全葡萄膜炎。曾给予 500mg 甲强龙冲击 3 天,然后改为口服激素 60mg,逐渐减量,左眼视力稍有好转。但是右眼又出现视力下降,眼前黑影飘动,逐渐加重,发展至光感。

2013 年 11 月 21 日就诊于北京协和医院眼科,眼部情况:视力:右眼 0.04,左眼 0.15。双眼结膜混合性充血,角膜后大量细小灰白及色素性 KP,房水闪辉(++),浮游体(+++)。双眼玻璃体高度混浊,呈细小雪球状。双眼眼底欠清,右眼视盘水肿,颞上象限较多黄白色浸润灶(图 5-0-12),左眼视盘边界模糊,鼻下象限黄白色病灶(图 5-0-13)。追问病

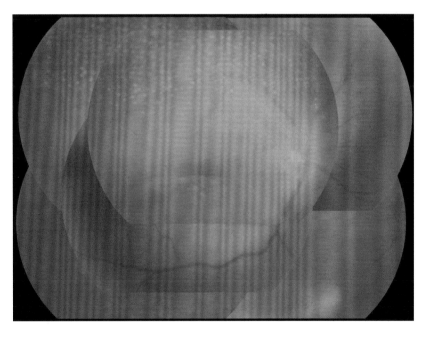

图 5-0-12　病例 5　HIV/ 梅毒双重感染患者右眼彩色眼底图像　显示视盘水肿,颞上象限较多黄白色点状浸润灶

史患者为男性同性恋。立即激素减量,检测感染四项,HIV(+),RPR≥1:32,梅毒螺旋体颗粒凝集(treponema pallidum particle agglutinaation,TPPA)试验阳性,CD4$^+$ T淋巴细胞532/mm^3。诊断为"双眼梅毒性葡萄膜炎;梅毒;HIV感染"。请感染科会诊,给予驱梅治疗。2014年11月5日末次复查,视力:右眼1.0,左眼0.3。双眼结膜无充血,角膜后KP(−),房水闪辉(−),浮游体(−)。双眼玻璃体混浊减轻,双眼周边视网膜色素紊乱,余大致正常。

关键词 HIV/梅毒双重感染;眼底黄白色点状浸润灶;黄白色病灶

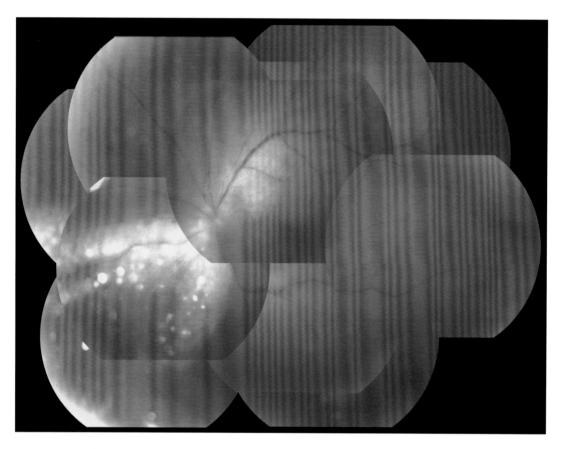

图5-0-13 病例5 HIV/梅毒双重感染患者左眼彩色眼底图像 显示视盘边界模糊,鼻下象限黄白色病灶

(叶俊杰 周慧颖)

参 考 文 献

1. Butler NJ,Smith JR. Ocular syphilis in HIV-positive individuals. Sex Transm Infect,2011, 87(1):4-8.

2. 中华人民共和国卫生部,联合国艾滋病规划署,世界卫生组织. 2011 年中国艾滋病疫情估计. 中国疾病预防控制中心性病艾滋病预防控制中心,2011 年 11 月.

3. Cillino S,Di Pace F,Trizzino M,et al. Chancre of the eyelid as manifestation of primary syphilis,and precocious chorioretinitis and uveitis in an HIV-infected patient:a case report. BMC Infect Dis,2012,25;12:226.

4. Hughes EH,Guzowski M,Simunovic MP,et al. Syphilitic retinitis and uveitis in HIV-positive adults. Clin Experiment Ophthalmol,2010,38(9):851-856.

5. Kuo IC,Kapusta MA,Rao NA. Vitritis as the primary manifestation of ocular syphilis in patients with HIV infection. Am J Ophthalmol,1998,125(3):306-311.

6. Shalaby IA,Dunn JP,Semba RD,et al. Syphilitic uveitis in human immunodeficiency virus-infected patients. Arch Ophthalmol,1997,115(4):469-473.

7. Thami GP,Kaur S,Gupta R,et al. Syphilitic panuveitis and asymptomatic neurosyphilis:a marker of HIV infection. Int J STD AIDS,2001,12(11):754-756.

8. Tucker JD,Li JZ,Robbins GK,et al. Ocular syphilis among HIV-infected patients:a systematic analysis of the literature. Sex Transm Infect,2011,87(1):4-8.

9. Workowski KA,Berman SM. Sexually transmitted diseases treatment guidelines. 2006[S]. MMWR Recomm Rep,2006,55(RR-11):1-94.

10. Zetola NM,Klausner JD. Syphilis and HIV infection:an update. Clin Infect Dis,2007, 44(9):1222-1228.

11. Zhang F,Dou Z,Ma Y,et al. Effect of earlier initiation of antiretroviral treatment and increased treatment coverage on HIV-related mortality in China:a national observational cohort study. Lancet Infect Dis,2011,11(7):516-524.

12. Zou H,Wu Z,Yu J,Li M,et al. Sexual risk behaviors and HIV infection among men who have sex with men who use the internet in Beijing and Urumqi,China. J Acquir Immune Defic Syndr,2010,53 Suppl 1:S81-87.

13. 李璇, 王辉 . HIV/ 梅毒共感染国内外研究进展 . 中国艾滋病性病, 2011, 17 (5): 610-612.

14. Kurtz SD, Rollin F. Ocularsyphilisin a patient with HIV. JAAPA, 2014, 27 (4): 32-35.

15. Sahin O, Ziaei A. Clinical and laboratory characteristics of ocular syphilis, co-infection, and therapy response. ClinOphthalmol, 2015, 23 (10): 13-28.

16. Lee SY, Cheng V, Rodger D, et al. Clinical and laboratory characteristics of ocular syphilis: a new face in the era of HIVco-infection. J Ophthalmic Inflamm Infect, 2015, 5 (1): 56.

17. Tucker JD, Li JZ, Robbins GK, et al. Ocular syphilis among HIV-infected patients: a systematic analysis of the literature. Sex Transm Infect, 2011, 87 (1): 4-8.

第 **6** 章

AIDS 患者房水及泪液中 HIV 病毒的检测与研究

Atlas of HIV/AIDS Fundus Diseases

有研究表明,HIV 病毒可以存在于 HIV 感染者和 AIDS 患者眼部多种组织内,房水和玻璃体腔内,亦可存在角膜、结膜、视网膜及视神经等部位,甚至患者配戴的角膜接触镜中。

目前,高效抗反转录酶病毒治疗(highly active antiretroviral therapy,HAART)能够成功地将 HIV 感染者和 AIDS 患者的血浆中 HIV 病毒载量降低至可检测水平之下,但是 HIV 病毒不能完全从人体各储存部位清除,包括细胞储存(静止期 CD4[+] T 细胞,单核细胞和巨噬细胞等)和解剖学储存(中枢神经系统,生殖器等)。Kenji 等报道,在 HIV 感染早期,HIV 病毒即可侵入至房水及视网膜下液。眼部组织可能存在与外周血系统 HIV 病毒复制不同的微环境,从而形成目前未知的新的 HIV 病毒储存库。

一、首次在我国 AIDS 患者房水中检测到 HIV 病毒

目前在我国接受眼部手术的 HIV 感染者和 AIDS 患者极少,且尚未见 AIDS 患者房水内病毒检测的文献报道。2005 年我们接诊和治疗了 1 例合并白内障的 AIDS 患者,并对其房水进行了病毒载量检测。

患者女性,26 岁,河南省在读大学生。2000 年 7 月因上呼吸道感染伴低热,就诊于当地医院,经治疗未见好转。于 2001 年 2 月转诊北京协和医院感染内科。全身检查未见明显异常。实验室检查:血清 HIV 抗体阳性,CD4[+] T 淋巴细胞计数 23/mm³,确诊为 AIDS 患者。追问其病史,患者自诉于 1995 年 8 月,因烧伤在当地医院接受输血治疗而感染 HIV。随后请眼科会诊。眼部检查:右眼视力光感,左眼视力 0.1。右眼角膜后可

见色素性沉着物,房水闪辉(+),晶状体混浊,虹膜后粘连;左眼晶状体轻度混浊,余前节正常。散瞳检查眼底:右眼玻璃体高度混浊,眼底不能窥入;左眼玻璃体透明,视盘色浅淡,其周围及下方视网膜有大片黄白色病变区,其内视网膜血管硬化纤细,病变区周围视网膜萎缩,可见色素沉着(图6-0-1)。B超检查:右眼视网膜广泛脱离。临床诊断:左眼巨细胞病毒(cytomegalovirus,CMV)性视网膜炎,右眼视网膜脱离,双眼并发性白内障。

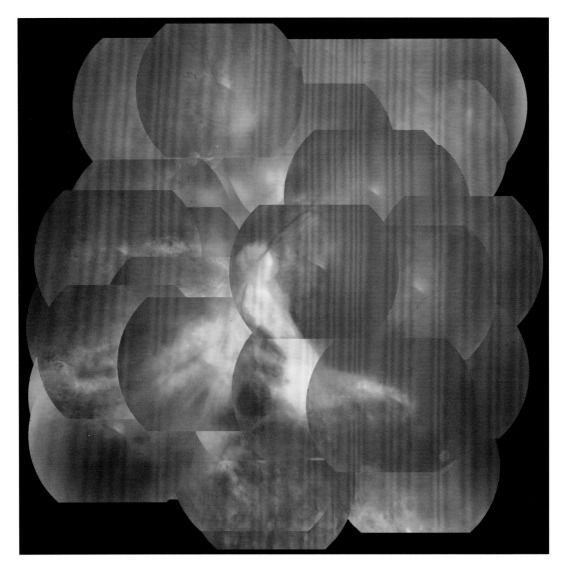

图6-0-1　AIDS并发CMV性视网膜炎患者左眼彩色眼底图像　显示视盘色浅淡,其周围及下方视网膜大片黄白色病变区,其内视网膜血管硬化纤细,病变区周围视网膜萎缩,可见色素沉着

　　患者于北京协和医院感染内科接受 HAART 治疗 1 年后,CD4$^+$ T 淋巴细胞上升至 300/mm^3,血浆中 HIV 病毒检测为阴性,全身情况明显好转。但是患者左眼视力进行性下降,由 0.1 下降至眼前手动,检查发现左眼白内障加重,眼底不能窥清。于 2004 年 12 月 14 日在局部麻醉下为患者施行了左眼白内障摘除人工晶状体植入术。术中抽取前房水,并送感染科实验室检测。采用 bDNA 试剂盒(德国西门子公司)进行 HIV 病毒载量测定,检测结果再通过 Roche COBAS AmpliPrep-TaqMan 48 方法进一步证实。术后患者左眼视力提高至 0.3,眼前节无炎症反应,瞳孔圆,对光反应灵敏,人工晶状体位置正。散瞳检查眼底,可见玻璃体透明,CMV 性视网膜炎病变静止。但是房水中 HIV 病毒载量高达 1360copies/ml(图 6-0-2)。

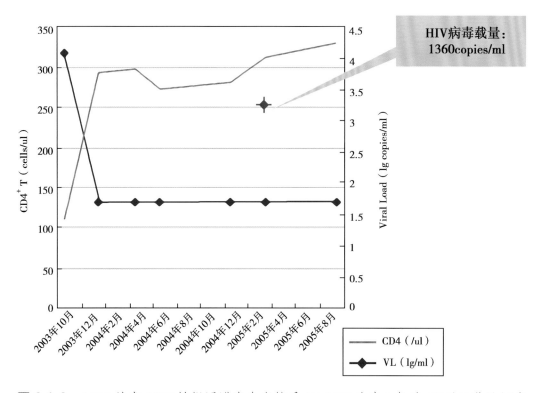

图 6-0-2　AIDS 并发 CMV 性视网膜炎患者接受 HAART 治疗 1 年后,CD4$^+$ T 淋巴细胞由 23/mm^3 上升至 300/mm^3,血浆中 HIV 病毒检测阴性。在行左眼白内障摘除人工晶状体植入术中抽取房水,检测 HIV 病毒载量(virus loading,VL)高达 1360copies/ml

这是我国首次在 AIDS 患者房水中检测到 HIV 病毒。这一发现提示,当 AIDS 患者血浆中 HIV 病毒检测呈阴性时,房水中仍可有 HIV 病毒,这只表明 HIV 病毒处于"冬眠"状态,并不是彻底根治,停止治疗后,病毒数量可再次增高。另外,抗 HIV 病毒的药物在人体的某些部位,如由于房水屏障的存在难以进入前房,因此抗 HIV 病毒治疗不能中断。医护人员对待此类患者诊疗及手术过程中的特殊消毒应十分重视,不可有丝毫疏忽,以杜绝其医源性感染及播散。此项发现被评为 2005 年国内十大医学新闻之一。

二、首次在我国 HAART 治疗有效的 AIDS 患者泪液中检测到 HIV 病毒

泪液中是否存在 HIV 病毒目前尚有争议,HIV 感染者和 AIDS 患者在日常生活与人交往中泪液易接触他人,尤其是眼科医师工作中几乎天天接触患者泪液,因此检测、研究其泪液中是否存在 HIV 病毒是十分必要的。

有研究者发现,AIDS 患者的泪腺中存在大量淋巴细胞,包括 CD4[+] T 淋巴细胞,而且 T 淋巴细胞可以从其他淋巴组织向泪腺迁移转运。由此我们假设 HIV 感染者和 AIDS 患者的泪腺中可能存在 HIV 病毒。为进一步深入探讨,笔者与北京协和医院感染内科合作检测了 21 例 AIDS 患者的泪液,并在我国首次报道了长期 HAART 治疗有效的 AIDS 患者泪液中发现了 HIV 病毒的研究成果。

对 21 例在北京协和医院确诊的 AIDS 患者进行横向研究,男性 13 人,女性 8 人,年龄 28~63 岁,平均 42 岁。21 例患者均在北京协和医院感染内科接受了 HAART 治疗,其中 16 例长期治疗,血浆中 HIV 病毒持续低于检测下限 1 年余,3 例耐药,2 例治疗前。耐药及治疗前的患者均作为对照组。

采集患者的泪液和外周血,检测淋巴细胞亚群;对泪液和血液中 HIV 病毒定性定量分析。21 例 AIDS 患者的泪液中 HIV 病毒载量均为阳性。长期接受治疗的 16 例患者血浆 HIV 病毒载量低于检测下限(<50copies/ml),泪液中仍可检测到 HIV 病毒载量,平均 5189±7263copies/ml。特别是其中 2 例患者泪液中病毒载量高于 20 000copies/ml。3 例耐药及 2 例治疗前的患者泪液与血浆中病毒载量均为阳性,泪液中病毒载量为 4477±5276copies/ml,P=0.842,两者无显著差异。结果表明 HAART 治疗有效,而且血浆中 HIV 病毒载量低于检测下限,泪液中仍然存在 HIV 病毒,并且病毒载量较高(表 6-0-1)。提示眼部可能存在目前尚不知的 HIV 病毒储存库,泪腺可能是 HIV 病毒新的解剖学存活部位。此项发现被评为 2011 年中国十大医学新闻之一。

表 6-0-1　21 例 AIDS 患者的泪液中 HIV 病毒载量治疗前后均为阳性

HAART 治疗情况	患者例数	治疗前血浆 HIV	治疗后血浆 HIV	治疗后泪液 HIV copies/ml
有效	16	（+）	（-）	5189±7263
耐药	3	（+）	（+）	4477±5276
治疗前	2	（+）		4477±5276

（叶俊杰　王叶楠）

参 考 文 献

1. Sarraf D, Ernest JT. AIDS and the eyes. Lancet, 1996, 348:525-528.

2. 赵家良. 获得性免疫缺陷综合征眼底改变 // 张承芬. 眼底病学. 北京:人民卫生出版社, 1998:662-673.

3. Sison RF, Holland GN, MacArthur LJ, et al. Cytomegalovirus retinopathy as the initial manifestation of the acquired immunodeficiency syndrome. Am J Ophthalmol, 1991, 112:243-249.

4. 叶俊杰, 李海燕, 孙鼎, 等. 获得性免疫缺陷综合征并发巨细胞病毒性视网膜炎的临床分析. 中华眼科杂志, 2005, 41:803-806.

5. Cohen J. HIV/AIDS in China: poised for take off? Science, 2004, 304(5676):1430-1432.

6. Kenji Kashiwagi, Takashi Gohdo, Susumu Sato, et al. Detection of HIV-RNA in aqueous Humor and subretinal fluid in an HIV carrier with rhegmatogenous retinal detachment. Japan J Ophthalmol, 2000, 44:687-689.

7. Hsu WM, Chiou SH, Chen SS, et al. The HIV RNA levels of plasma and ocular fluids in AIDS patients with ophthalmic infections. Ophthalmologica, 2004, 218:328-332.

8. Yang Han, Ning Wu, Weijun Zhu, et al. Detection of HIV-1 viruses in tears of patients even under long-term HAART. AIDS, 2011, 25(15):1925-1927.

9. Crutcher JM, Lamm SH, Hall TA. Procedures to protect health-care workers from HIV infection: category I (health-care) workers. Am Ind Hyg Assoc J, 1991, 52:A100-103.

10. Lifson AR. Do alternate modes for transmission of human immunodeficiency virus exist? A review. Jama, 1988, 259:1353-1356.

第 **7** 章

治 疗

Atlas of HIV/AIDS Fundus Diseases

一、全身治疗

目前仍缺乏根治 AIDS 的药物,多采用综合治疗:抗 HIV 病毒治疗、预防和治疗机会性感染、增加机体免疫功能、支持疗法以及心理方面的关怀,其中以抗 HIV 病毒治疗最为关键。

1996 年问世的高效抗反转录酶病毒治疗(HAART)是目前治疗艾滋病最有效的方法。最新研究表明 HIV/AIDS 病人在有效的抗 HIV 病毒治疗下,其平均寿命能延长数十年,AIDS 已成为一种类似于高血压、糖尿病这些不能根治但可以长期控制的慢性疾病。但是当前抗 HIV 病毒药物还不能彻底清除患者体内的 HIV 病毒,患者需终身用药,由此而带来的药物不良反应、依从性差、病毒耐药性、经济负担等问题,成为了 HAART 面临的主要问题和抗病毒治疗失败的主要原因。

我国的 HAART 开始于 1999 年年底,但是较多的患者接受治疗是从 2003 年年底开始的,主要是基于国家提供免费治疗药物。到目前为止,全国已有近 30 万 HIV/AIDS 患者接受了 HAART。虽然我们所用的药物多以国产仿制药为主,但是初步的研究已表明与抗病毒治疗前相比,AIDS 患者的死亡率已明显下降。

二、眼科治疗

对于出现 HIV/AIDS 并发眼部病变的患者,要在感染科全身系统抗 HIV 治疗下,待患者全身免疫功能恢复和重建的情况下,患者 CD4$^+$ T 淋巴细胞计数恢复至 200/mm^3,如果眼部病变仍不能控制,则及时给予眼部相应的干预性治疗。

对于眼前节出现炎症的患者,可给予眼局部滴用 1% 醋酸泼尼松龙滴眼液(百力特),

0.5% 氯替泼诺混悬滴眼液（露达舒），0.1% 氟米龙滴眼液，每日 4 次。晚间可滴用复方托吡卡胺眼液散瞳。

对于 AIDS 并发巨细胞病毒（cytomegalovirus，CMV）性视网膜炎的患者，单独应用 HAART 药物虽然可以通过提高免疫反应导致小范围周边部 CMV 性视网膜炎消退，但是由于 CMV 视网膜炎对 HAART 的反应持续时间不够长，因此有必要联合应用抗 CMV 药物，采取更昔洛韦玻璃体腔注药治疗，可有效控制眼底病变，挽救患者视力，获得良好的治疗效果。北京协和医院眼科有 4 只眼（2 例）CMV 性视网膜炎患者，分别于表面麻醉下行更昔洛韦 400μg 玻璃体腔注药。注药后，1 例患者双眼视力由无光感恢复至光感；另 1 例患者右眼视力由 0.3 提高至 1.0，左眼视力由眼前手动提高至 0.4。4 只眼的眼底病变均显著消退，出血吸收。

另外，经过 HAART 治疗，随着 CD4+ T 淋巴细胞的逐渐上升，AIDS 患者血浆中 HIV 病毒检测可呈现阴性，这只表明 HIV 病毒处于"冬眠"状态，不是彻底根治，一旦停止治疗后，病毒数量可再次增高，因此抗 HIV 治疗不能中断，目前需要终身用药。

（叶俊杰　李太生）

参 考 文 献

1. Bonfanti P，Capetti A，Rizzardini G. HIV disease treatment in the era of HAART［J］. Biomedicine & Pharmacotherapy，1999，53（2）：93-105.

2. Haddad M，Inch C，Glazier R H，et al. Patient support and education for promoting adherence to highly active antiretroviral therapy for HIV/AIDS（Cochrane Review）［J］. Cochrane Database of Systematic Reviews，2000，3（3）：D1442.

3. Db C，C Y，M G，et al. HAART improves prognosis in HIV-associated progressive multifocal leukoencephalopathy.［J］. Neurology，1999，52（3）：623-625.

4. Davis JL. Differential diagnosis of CMV retinitis. Ocul Immunol Inflamm，1999，7：159-166.

5. Goldberg DE，Smithen LM，AngelilliA，et al. HIV-associated retinopathy in the HAART era. Retina，2005，25（5）：633-649.

6. 闵寒毅，叶俊杰，耿爽，等. 以眼部表现首诊的获得性免疫缺陷综合征二例. 中华眼底病杂志，2007，23：143-145.

7. 叶俊杰,李海燕,孙鼎,等. 获得性免疫缺陷综合征并发巨细胞病毒性视网膜炎的临床分析. 中华眼科杂志,2005,41(9):803-806.

8. 耿爽,叶俊杰,刘丽秋,等. 人类免疫缺陷病毒感染及获得性免疫缺陷综合征患者眼部病变的诊断与治疗. 中华眼科杂志,2009,45(12):1093-1098.

第 **8** 章

HIV 的职业暴露与防护

Atlas of HIV/AIDS Fundus Diseases

随着我国 HIV 感染者和 AIDS 患者数量的逐年增加,眼部并发症患者的绝对数增多。每位医务工作者都有机会接触到 HIV/AIDS 患者,HIV 职业暴露成为医疗卫生机构不可回避的实际问题。传染途径为经血液、性传播及母婴垂直传播。非传染途径为日常工作和生活接触,例如共餐、游泳池、公共浴池等,或者共用私人用品,如牙刷、剃须刀、修脚刀等。因此掌握其防护知识是当前医务工作者必须具备的技能。

一、HIV 职业暴露

HIV 职业暴露是指医务人员(实验室、预防保健等人员),在从事诊疗、护理等工作过程中意外被 HIV/AIDS 患者的血液、体液污染皮肤或者黏膜,被含有 HIV 血液、体液污染的针头、锐器刺破皮肤,有可能被 HIV 感染。目前国内外已有医务人员被 HIV 患者污染的针头或手术刀扎伤,皮肤、黏膜直接接触 HIV 患者感染的血液或血制品而被 HIV 感染。SCIEH & PHLS Communicable Disease Surveillance Centre 报道 HIV 职业暴露医务人员 1172 人,其中主要为护士和医生,分别占 47% 和 38%(图 8-0-1)。

美国 CDC1985~2013 年报道了 58 例确诊为职业暴露 HIV 的医护人员,另外还报道了 150 例可能受到职业暴露 HIV 的医护人员。在 58 例确诊的病例中,暴露导致感染的途径包括:皮肤被刺伤或被割伤 49 例;皮肤黏膜暴露 5 例;同时皮肤被刺伤或被割伤以及皮肤黏膜暴露 2 例;未知 2 例。其中 49 例是由于接触了 HIV 感染者的血液;4 例接触了实验室的浓缩 HIV 病毒。皮肤损伤中被含有 HIV 血液的针具 / 手术刀等扎伤是医疗卫生机构中发生 HIV 感染的主要途径,皮肤不完整接触 HIV 感染者或 AIDS 患者,感染 HIV 危险性很低。黏膜暴露,如眼、鼻等部位的黏膜接触 HIV 或含有 HIV 的血液、羊水等,感染 HIV 危险性存在。美国 CDC 统计,针刺伤及锐器伤 39 万起 / 年。WHO 报告

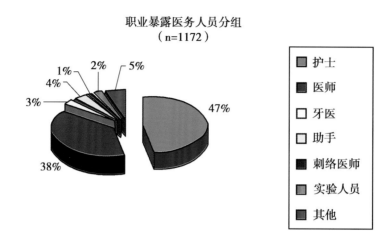

图 8-0-1　HIV 职业暴露医务人员分布图　*显示医师及护士为高危人群*

90% 职业暴露来自发展中国家。国外发生率,护士占 33.9%,主治医生占 14.4%,住院医生占 18.2%。国内发生率,护士占 63.4%,医生占 33.8%,医技人员占 19.6%。北京协和医院等 7 家医院调查,60% 护士在过去 1 年发生过污染的针刺伤,广东 10 家医院调查,65.3% 护士在过去 1 年发生过污染的针刺伤,重庆 20 家医院调查,90% 护士在过去 1 年发生过针刺伤。北京协和医院调查护士被污染的针刺伤 2008 年 33 人,2009 年 32 人,2010 年 39 人。

锐器刺伤危险因素为医护人员刺伤伤口的深度,在针具上有可见的血液,或有血液从伤口溢出,针具刺伤病人的静脉 / 动脉(采血的针具)及污染源来自于晚期 AIDS 患者。

二、防护措施

当前主要问题有 4 个方面,首先是误诊和漏诊,在不少医院,甚至在一些三甲医院仍时有发生,不但延误了患者治疗,而且极易引起医源性传播。其次术前 HIV 抗体检测重视不够,以门诊手术为多,潜在发生医源性感染的风险。第三是临床医务人员面对 HIV/AIDS 患者心存恐惧感,并且缺乏正确的自我保护方式。第四是我国目前缺乏完善救治的相应配套设施,加剧了 HIV/AIDS 患者就医的难度。面对这些问题我们应当增强防护意识,熟悉 HIV 暴露后处理流程。

第一道防线,普遍性防护原则,无论何时都应遵循这一原则,这是避免职业暴露感染 HIV 的根本保证。做好预防工作使医务人员职业暴露感染 HIV 的危险性降到最低限度,控制和减少 HIV 通过各种医疗器械、设备和操作传播给其他病人的医源性感染。

第二道防线,在日常的工作中应用防护设施,比如戴口罩、手套(正确型号)和帽子(遮住头发),必要时穿戴防水的防护服、避免意外泼溅,戴防护眼镜,穿鞋套或橡胶靴或干净的皮鞋等。尤其需要注意的是在接触 HIV/AIDS 患者血液和体液及接触黏膜和不完整皮肤时,处理 HIV 污染的物品时,接触患者血液、体液、分泌物、排泄物或其他被污染物品时,进行静脉切开、内窥镜检查、侵袭性诊治、牙科治疗等时必须戴手套。工作结束后应即刻脱去手套,切勿用使用过的手套触摸其他物品(图 8-0-2),而且每接触下一位患者应更换手套。总之,避免被 HIV 污染的针头或其他尖锐的器械扎伤,避免开放的皮肤伤口与 HIV/AIDS 患者所用的物品接触。

第三道防线,工作中保持自己的皮肤完整和清洁,同时熟悉 HIV 暴露后的处理流程。手卫生——洗手,六步洗手法是最简单而且有效的方法(图 8-0-3)。

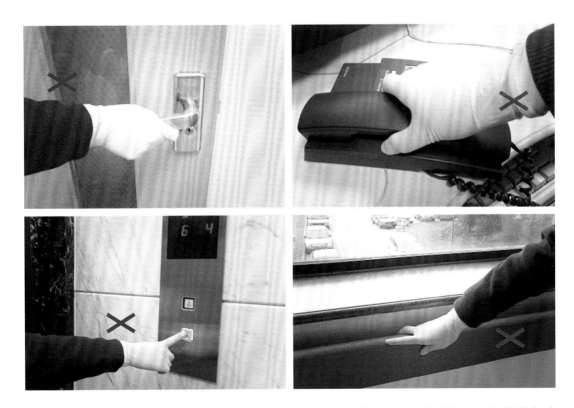

图 8-0-2　错误操作警示图　接触 HIV/AIDS 患者时必须戴手套,工作结束后应即刻脱去手套,切勿用使用过的手套触摸其他物品

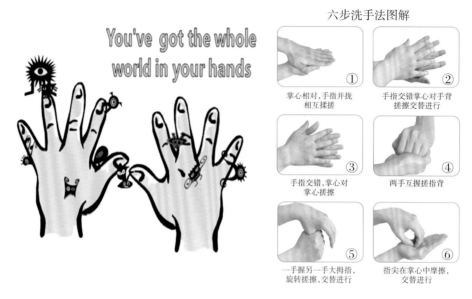

图 8-0-3　六步洗手法示意图　显示人双手在日常工作生活中沾满了众多不可见的细菌病毒，WHO 关于手卫生的要求是避免交叉感染的必要措施

　　WHO 关于手卫生（洗手或手消毒）的指征有明确的要求：①接触病人前后；②摘除手套后；③进行侵入性操作前；④接触患者体液、排泄物、黏膜、破损皮肤或者伤口敷料后；⑤从患者污染的身体部位到干净的身体部位。另外，酒精类手消毒液是卫生保健的标准，如果没有明显的污染，酒精擦手液替代洗手。

　　一旦发生 HIV 职业暴露，应熟知其处理程序及措施，最大限度降低 HIV 感染的风险（图 8-0-4）。

三、消毒处理

　　焚化处理 / 高压消毒后处理患者的分泌物、排泄物、医用敷料、病理废物及外科和实验室废弃物等。应用次氯酸钠（1∶10）消毒被 HIV/AIDS 患者血液、体液污染的地板等外环境。乙醇或 10% 漂白粉消毒液清洗眼压计和诊断性角膜接触镜；角膜接触镜验配过程中所用的器具在每次使用后需用双氧水进行消毒。手术过程中使用一次性手套、防护面具、防护眼镜等。重复使用的医疗用品和手术器械应当按照处理乙型肝炎病毒污染物的方法消毒。

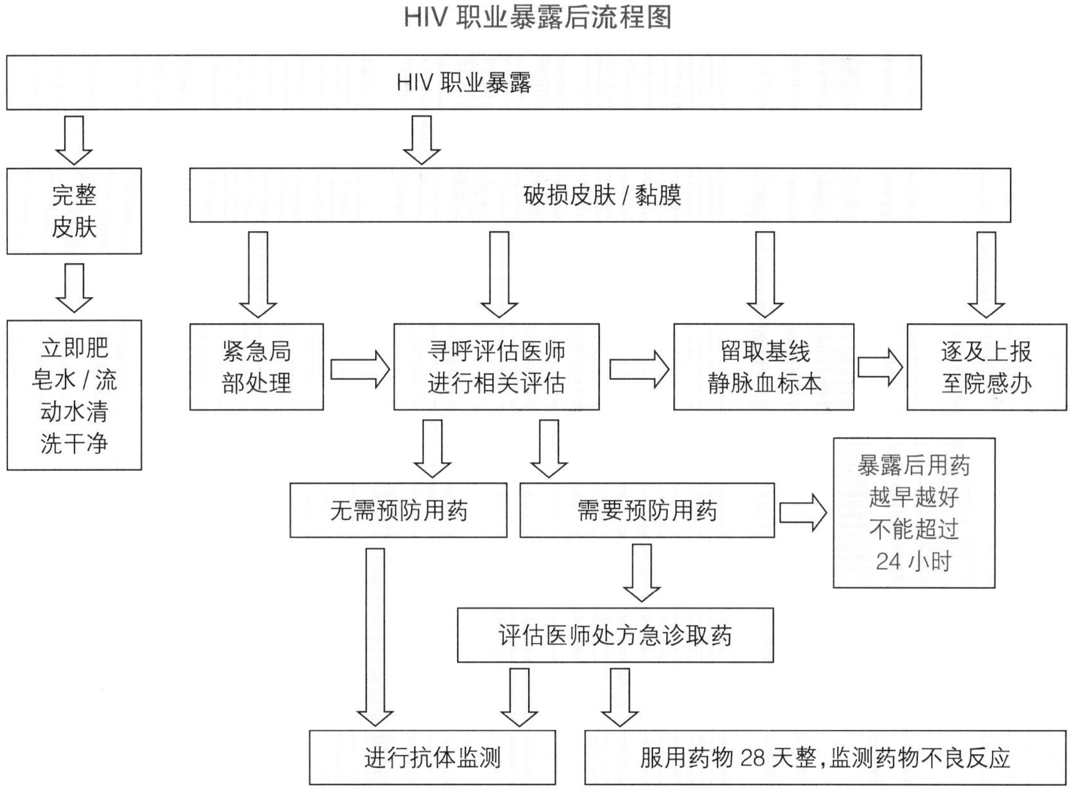

HIV 职业暴露后流程图

图 8-0-4　HIV 职业暴露后流程图　详细简明介绍了 HIV 职业暴露的处理程序及措施

四、处理原则

①立即紧急处理;②留取标本;③专家咨询,进行危险性分析评估,决定是否应用暴露后预防治疗(PEP);④逐级上报至院感办,并填表登记;⑤随访。

暴露后紧急处理,如果黏膜暴露立即用大量生理盐水或自来水冲洗眼睛或口腔,禁用眼药水。锐器刺伤马上用肥皂和流动水冲洗伤口,并且轻轻挤压皮肤伤口,尽可能挤出损伤处的血液,立即用消毒液消毒,并包扎伤口(75% 酒精,0.5% 碘伏,0.2%~0.5% 过氧乙酸等)。

留取标本即刻采集暴露者静脉血检测 HIV-Ab,必要时检测乙肝、丙肝抗体,检测抗体时间(窗口期)为 0、2W、1M、2M、3M、6M。辅助检查:T、B 淋巴细胞检测与 HIV 病毒载量监测。

五、手术注意事项

HIV 病毒传播途径特殊,包括血源传播、性传播、注射吸毒传播及母婴传播。HIV 病毒在空气中的存活时间很短。患者的术前准备、术后消毒等同于澳抗阳性或特殊感染患者。在手术过程中,手术者和器械护士在手术中递交器械时要避免"手递手"而刺伤皮肤,应采取"手 - 手术台 - 手"的方式递交手术器械。

总之,在日常生活中,HIV 感染者或 AIDS 患者的泪液和眼部分泌物很容易被他人接触,加之眼科医师在临床工作中几乎天天接触患者泪液,因此,必须采取相应的防感染措施,避免 HIV 通过泪液和眼部分泌物传播。全国各级医院均需在手术前常规检测 HIV 抗体,一旦发现 HIV 抗体阳性者,应立即转全感染科或感染病院诊断治疗。对于并发眼部病变的患者,要在感染科抗 HIV 系统治疗下,待全身免疫功能恢复和重建的情况下,CD4[+] T 淋巴细胞计数恢复至 200/mm^3 时眼部病变仍不能控制,则及时给予眼部相应的干预性治疗。重视 HIV 职业暴露与防护,最大限度地避免医源性感染,预防其传播和蔓延,是我国医务工作者肩负的重大历史任务。

(王叶楠　李孟达)

参 考 文 献

1. 杨秀卿 . 艾滋病流行状况和控制措施 . 应用预防医学,2008,14(b06):24-28.

2. Do A N,Ciesielski C A,Metler R P,et al. Occupationally acquired human immunodeficiency virus(HIV) infection:national case surveillance data during 20 years of the HIV epidemic in the United States. Infection Control & Hospital Epidemiology,2003,24(2):86-96.

3. Panlilio A L,Cardo D M,Grohskopf L A,et al. Updated U. S. Public Health Service guidelines for the management of occupational exposures to HIV and recommendations for postexposure prophylaxis. Mmwr Recomm Rep,2005,54(RR-9):1-17.

4. Listed N A. What's new in the updated U. S. Public Health Service guidelines for the management of occupational exposures to HIV and recommendations for postexposure prophylaxis? Journal of Occupational & Environmental Medicine,2006,48(7):750-751.

5. Listed N A. Public Health Service guidelines for the management of health-care worker

exposures to HIV and recommendations for postexposure prophylaxis. Centers for Disease Control and Prevention. MMWR Recomm Rep, 1998, 47 (RR-7): 1-33.

6. Smith D G. US Public Health Service. Updated US Public Health Service guidelines for the management of occupational exposures to HBV, HCV, and HIV and recommendations for postexposure prophylaxis. MMWR Recomm Rep, 2001.

7. 张可, 福燕. 临床医护人员 HIV 职业暴露及其防护——附 5 例分析. 中国艾滋病性病, 2002, 8 (1): 15-17.

8. Organization W H, Safety. W P. WHO guidelines on hand hygiene in health care. Geneva World Health Organization, 2009.